YSABELLE LEVASSEUR
Diététicienne-Nutritionniste

Allégez votre assiette

J'apprends, je note, je fonds

Programme nutritionnel interactif pour affiner sa silhouette

EDITIONS Alpen

Alpen Éditions
9, avenue Albert II
98000 Monaco

Pour la présente Édition

9, avenue Albert II
MC - 98000 MONACO
Tél. : 0037797776210
Fax : 0037797776211

Direction :
Christophe Didierlaurent
Responsable éditoriale :
Fabienne Desmarets
Mise en page et infographie :
Stéphane Falaschi

Dépôt légal : *2016*
ISBN13 : 978-2-35934-432-5

Crédits photos :
Banana Stock, Corbis, Digital vision, Fancy, Fotolia, Goodshoot, Image More, Image State, Itstock, Photo Alto, Photodisc, Pixtal, Pixland, Pixabay, Stockbyte

Imprimé en Union Européenne

YSABELLE LEVASSEUR
Diététicienne-Nutritionniste

Allégez votre assiette

J'apprends, je note, je fonds

Programme nutritionnel interactif pour affiner sa silhouette

EDITIONS Alpen

Alpen Éditions
9, avenue Albert II
98000 Monaco

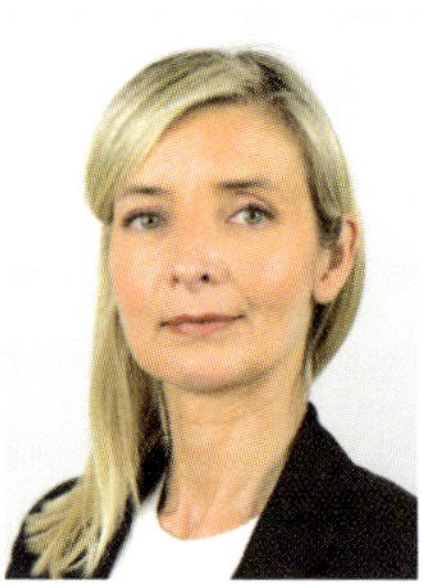

Ysabelle Levasseur est diététicienne-nutritionniste membre de l'Association Française des Diététiciens Nutritionnistes (AFDN). Elle exerce en cabinet, EHPAD, elle est aussi enseignante et formatrice en diététique et nutrition auprès de professionnels de santé, animatrice d'ateliers cuisine pour des adultes et des enfants, conférencière en entreprise et experte nutrition pour les medias (presse, web, télévision, radio…)

www.ysabellelevasseur.com

« *À mes parents, qui m'ont transmis le plaisir de cuisiner et celui de bien manger.*

AVERTISSEMENT
Les informations contenues dans ce livre ne peuvent pas remplacer un avis autorisé. Avant toute automédication, consultez un médecin ou un pharmacien qualifié.

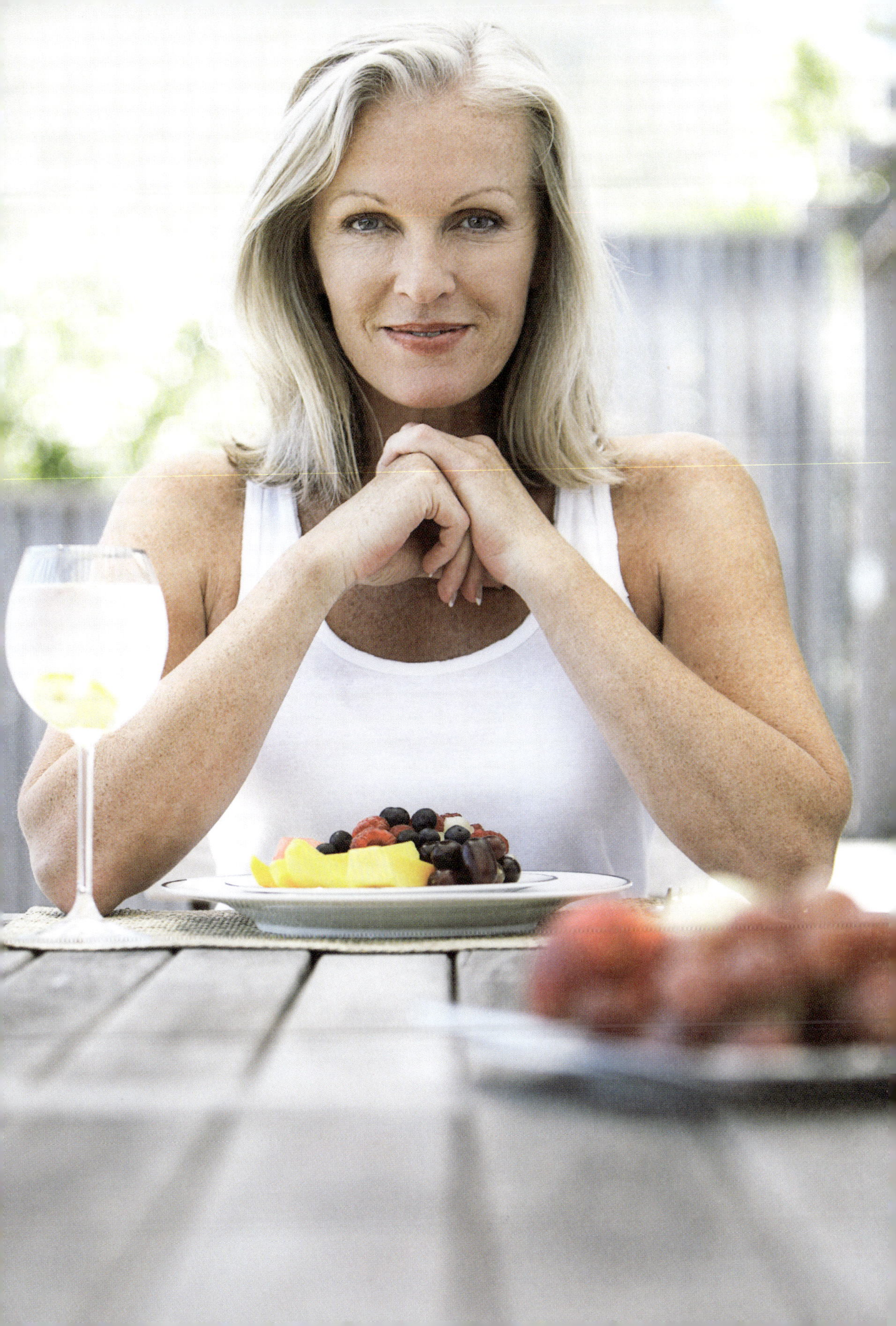

Introduction

« Une petite impatience ruine un grand projet. »
Confucius

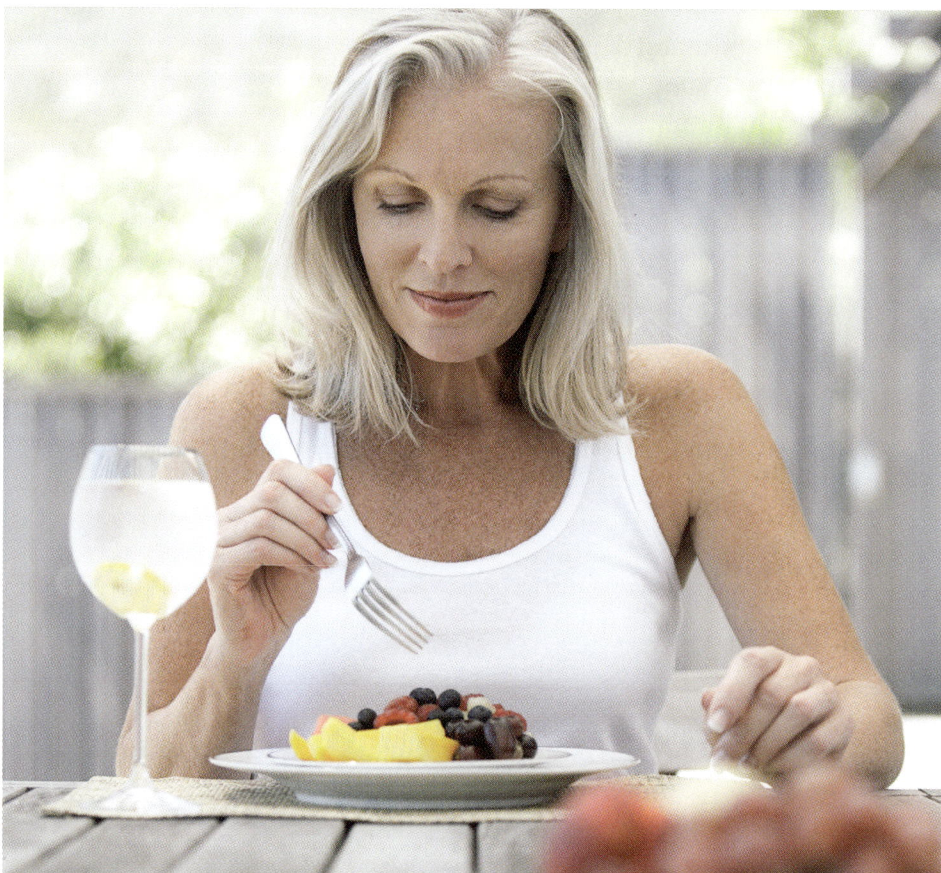

Les patients que je reçois au cabinet, avouent être de plus en plus perdus quant à ce qu'ils doivent manger. Entre les messages alarmistes des scandales alimentaires et les messages contradictoires circulant sur internet, ils tentent de se faire leur propre opinion. Ils se créent ainsi leur propre « régime » en supprimant, parfois au gré des modes, certains aliments sans s'assurer que les apports alimentaires couvrent leurs besoins nutritionnels ni si l'équilibre alimentaire est maintenu.

Ce trop d'information semble aujourd'hui préjudiciable à la santé des patients qui finalement n'entendent plus le message essentiel selon lequel il faut bien manger et bouger tous les jours pour être en forme et préserver sa santé.

Force est de constater qu'il y a encore aujourd'hui de nombreuses erreurs dans la composition de l'assiette santé des individus et ce, par méconnaissance ou du fait de connaissances erronées.

Ce paradoxe est le fruit de notre société d'information. Ainsi, malgré les messages nationaux de prévention santé ou les reportages sur les conséquences de la « malbouffe », les mauvaises habitudes autour de notre assiette persistent et, mises bout à bout, conduisent à des déséquilibres alimentaires voire du surpoids.

Basé sur des connaissances nutritionnelles et scientifiques mais aussi plein de bon sens, ce livre propose de façon accessible de changer vos habitudes alimentaires pour vous alléger. Il doit vous aider à modifier progressivement le contenu de vos placards et de votre assiette. Sa lecture vous apporte des astuces et des idées pour que vous adoptiez des réflexes sains et des habitudes santé sans vous priver du plaisir de manger.

Ce livre est destiné à tous mais aussi aux personnes pour qui le « poids » et « l'alimentation » représente une préoccupation quasi-permanente pour diverses raisons (en dehors de raisons médicales) que ce soit un casse-tête pour la composition des menus équilibrés, ou parce que le poids est excessif ou trop faible...

À toutes ces personnes, j'aimerais qu'elles gardent en tête que manger est, et doit rester, un plaisir comme tous les autres plaisirs de la vie. L'alimentation ne doit pas être une source de frustration, ni une punition et encore moins une obsession.

Soyez aimant et indulgent avec vous-même. Il est question de votre forme et de votre santé.

Soyez patient pour modifier vos anciens conditionnements alimentaires (en dehors des pathologies qui impliquent de supprimer à vie certains aliments ou nutriments).

Pour s'alléger de son poids physique, il faut aussi s'alléger l'esprit, les placards et prendre du recul par rapport à la notion de poids, comprendre pourquoi et comment vous mangez.

Ne soyez pas pressé(e) de vous alléger car vous ne le savez que trop bien, les régimes très restrictifs ne fonctionnent qu'un temps. Les frus-

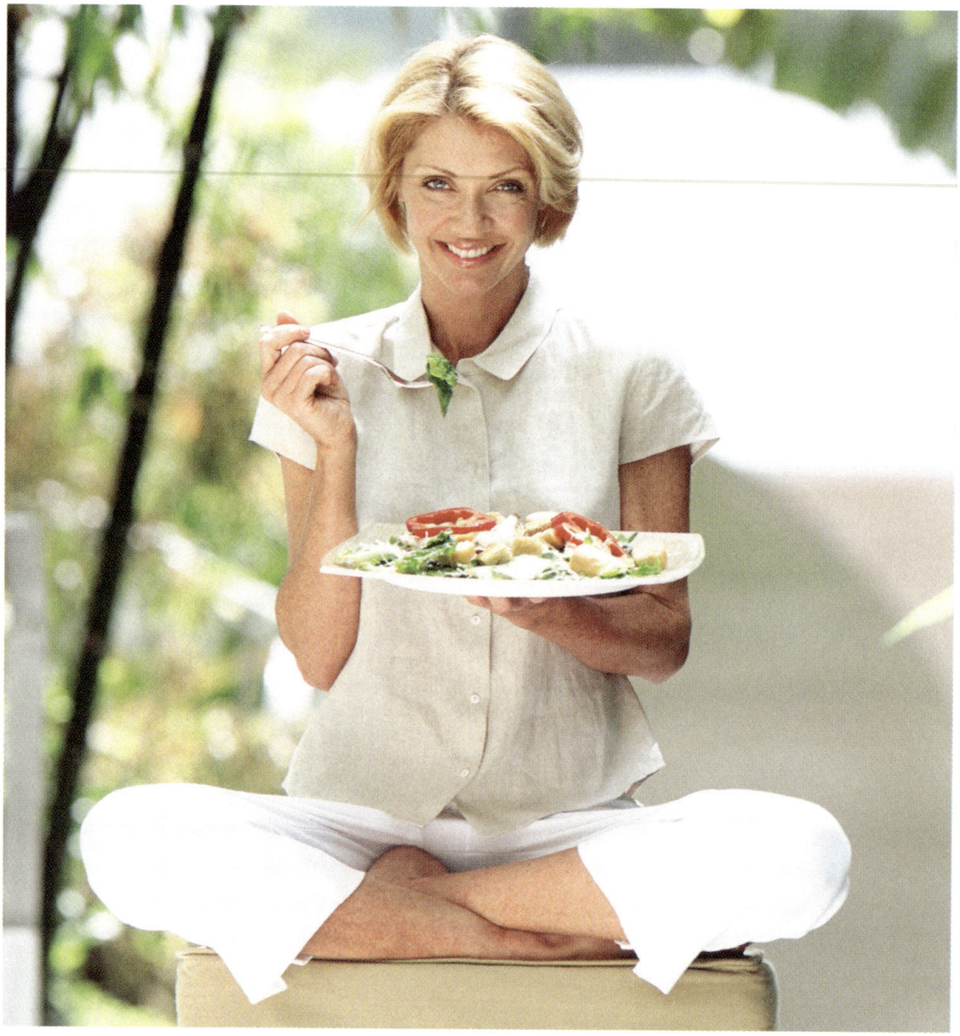

trations générées par les aliments interdits à vie, (hors raison médicale) les craquages et la culpabilisation qui en découlent, les effets « yo-yo » sont délétères pour la santé. Vous ne gagnerez que des kilos en plus, une baisse de la confiance en vous et ce découragement peut aussi vous conduire à la dépression.

La patience est donc le maître mot. Changer ses « mauvaises » habitudes demande du temps, de la volonté et de la persévérance mais les résultats en valent la peine. En effet, ensuite vous n'aurez plus à vous soucier de vos nouveaux choix alimentaires qui seront devenus presque automatiques.

Comme j'aime à le répéter, les kilos ne sont pas venus en un jour alors pourquoi vouloir les perdre si vite ?

Ce livre va vous proposer d'intégrer de nouveaux réflexes dans votre quotidien afin de vous alléger la vie et donc votre poids.

Ces prochaines semaines sont le début de grands changements que vous allez apporter dans votre organisation.

Chaque semaine vous retrouverez plusieurs rubriques qui vous guident dans votre planning de progression :

J'apprends

Cette partie aborde différents thèmes en nutrition avec des réponses concrètes et pratiques.

Je mange

Cette partie vous propose des idées de repas pour la semaine déclinés selon les saisons.

Je note

Cette partie est une invitation à réfléchir et à remplir votre journal de bord 3 jours par semaine avec vos repas mais aussi votre poids, vos impressions et vos objectifs personnels.

Prenez le temps de vous faire du bien pour votre santé et votre poids : vous en valez la peine !

Votre santé vous remerciera.

Ysabelle Levasseur
Diététicienne-Nutritionniste - Membre de l'AFDN[1]

1 AFDN : Association Française des Diététiciens Nutritionnistes

Table des Matières

Partir sur de bonnes bases

« Chaque matin, quand vous vous réveillez, dites-vous que vous êtes chanceux d'être en vie. Que votre existence est précieuse et que vous n'allez pas la gâcher. »

Dalaï Lama

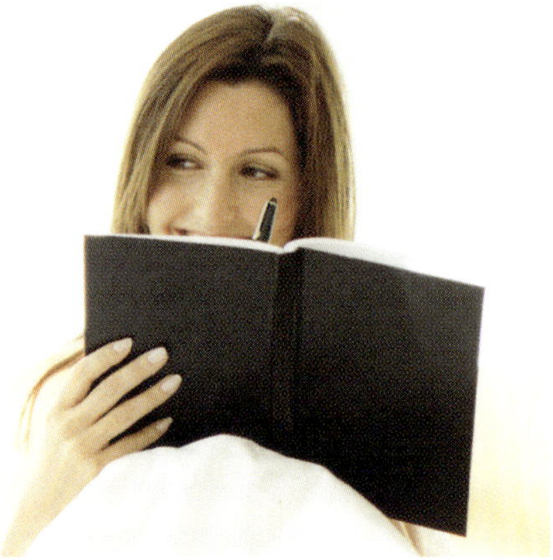

Afin de mener à bien ces changements, je vous conseille de lire d'abord tout le livre avant de déterminer vos différents objectifs. Vous saurez ainsi comment vous organiser en fonction de votre rythme de vie.

Une bonne définition de vos objectifs, planification de votre activité physique quotidienne et organisation de vos repas et de vos courses devraient contribuer à vous faire gagner du temps dans votre journée et aussi vous alléger l'esprit.

J'apprends

Le journal de bord

Un journal de bord (cf. Annexe A1) est un outil personnel dans lequel vous notez, quantifiez et planifiez vos objectifs personnels selon votre situation de départ. C'est une aide précieuse pour suivre vos faiblesses et réussites. Il vous permet en écrivant de prendre conscience et de comprendre ce que vous mangez : Comment ? Pourquoi ? Combien ? La fréquence de vos apports alimentaires comme le type d'aliments ingérés, les quantités, les instants où vous mangez ainsi que votre ressenti lors de ces moments sont tous très importants à reporter dans votre journal de bord.

L'objectif est de le remplir durant deux jours de la semaine et un jour du week-end, idéalement après avoir mangé. Si cela n'est pas possible, remplissez-le en fin de journée.

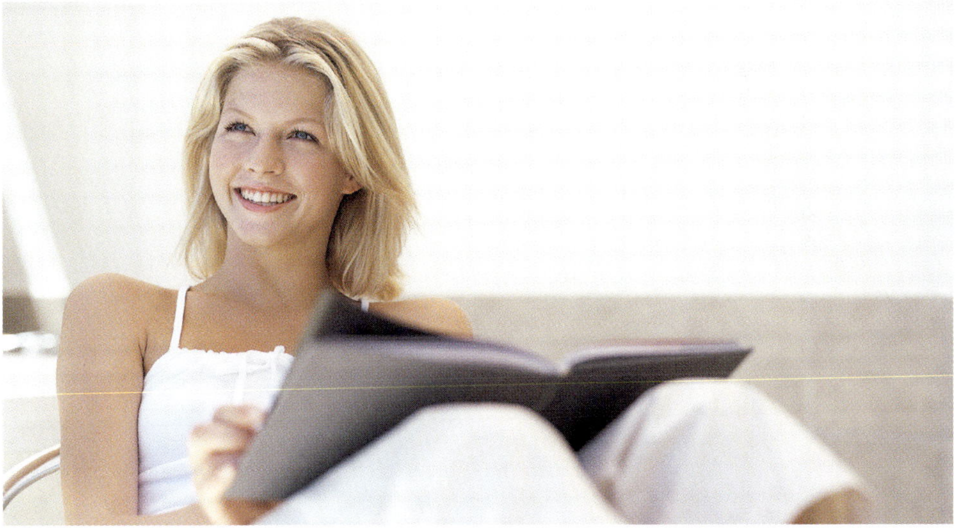

Si vous attendez le lendemain, vous risquez d'oublier certains repas, grignotages ou apéritifs. Au fur et à mesure des semaines, vous pourrez ainsi suivre vos progrès et vos axes d'amélioration.

N'oubliez pas d'associer vos émotions et votre état d'esprit lorsque vous mangez : ce sera souvent sur ces points qu'il vous faudra travailler pour vous alléger ainsi que sur les quantités. Pour commencer, vous allez remplir les informations concernant votre poids, indice de masse corporelle (IMC) et tour de taille.

Si vous n'avez pas de pèse-personne, vous pouvez préférer vous prendre en photo au début et à la fin. D'autres préfèreront utiliser un vêtement comme « un pantalon test ». L'important est que vous trouviez ce qui vous motive pour continuer et atteindre vos objectifs.

En fonction de ce que vous aurez noté dans votre journal de bord, vous allez définir vos objectifs personnels par semaine. Ils vous sont propres car chacun fonctionne différemment.

Chaque personne a un rythme de vie et des activités professionnelles différents.

Comment définir vos objectifs ?

Pour cela, utilisez la formule magique : « SMART ». Vos objectifs devront être :

- **Spécifiques :** ils dépendent de vous, de votre âge et de votre condition physique. Ils seront donc différents de ceux de votre conjoint(e) ou meilleur(e) ami(e).

- **Mesurables :** pour évaluer vos progrès, vous utiliserez des indicateurs de mesure de quantité :

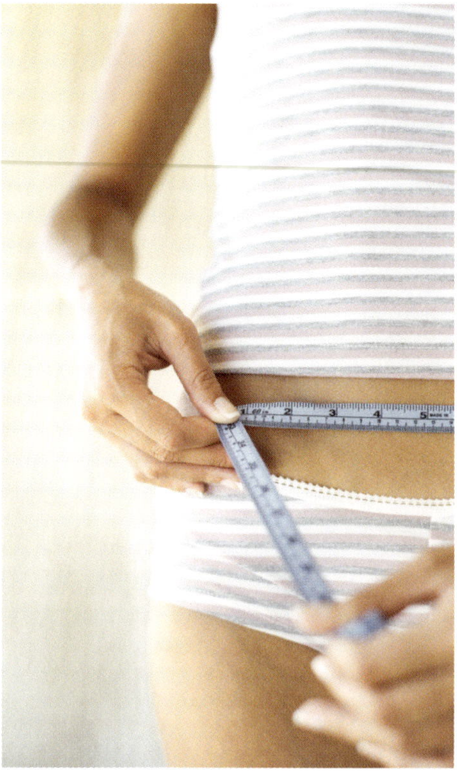

(exemple d'indicateur de quantité : « je mange un petit morceau de fromage au lieu de deux » si je prenais deux morceaux de fromage habituellement), et de qualité (exemple d'indicateur de qualité : « je choisis un en-cas sain » au lieu de « je mange ce que je trouve au distributeur ou à la boulangerie »). Pour commencer, vous pouvez décider d'agir sur l'un ou l'autre de ces deux indicateurs. Ainsi la première semaine, vous pouvez décider de modifier d'abord la qualité de vos grignotages (qui deviendront donc des collations saines). Ensuite, vous pouvez choisir de vous pencher sur la notion de quantité de ce que vous mangez. Un autre objectif pourrait être de ne diner qu'une seule fois au restaurant au lieu des 6 repas pris à l'extérieur le midi ou de ne plus prendre de « mauvais » en-cas au distributeur. À terme, ces deux indicateurs de quantité et de qualité devront être mesurables en même temps.

• **Acceptables et appropriés** : vous devez vous fixer un objectif adapté à votre situation d'aujourd'hui. Il n'est pas question à 50 ans et sans activité physique de vouloir faire le poids de ses 20 ans.

• **Réalistes et réalisables :** vous connaissez vos points faibles alors ne refusez pas de goûter avec vos enfants si vous savez d'avance que la tentation sera trop grande pour résister à un carré de chocolat ou un fruit. En revanche, vous prendrez un goûter équilibré (Cf « *En-cas & grignotage* »). Il ne sert à rien de vouloir vous lancer dans un triathlon si vous ne savez pas nager !

• **Temporellement défini :** vos objectifs doivent être définis dans le temps sinon comment connaître l'avancement de vos objectifs sans avoir mis une date de fin ? Et vous constaterez qu'il n'y a rien de plus motivant et d'encourageant que de connaître la date à laquelle vous devez atteindre votre ou vos objectif (s).

Le poids de forme et le poids santé

Ces deux notions semblent proches et pourtant elles ne désignent pas exactement la même chose.

Dans le monde sportif, le « **poids de forme** » est lié à la pratique, aux caractéristiques de l'athlète et aux standards de la discipline.

Ainsi, un jockey surveillera son poids car il doit avoir une silhouette mince et un poids léger, tandis qu'un sumo optera pour la prise de poids et de masse qu'exige une carrure importante dans sa pratique sportive.

Cette notion est donc subjective car elle désigne le poids dans lequel le sportif se trouve dans les meilleures conditions physiques pour sa discipline. Elle ne revêt aucun caractère scientifique.

Le « **poids santé** » correspond à l'équilibre staturo-pondéral d'un individu.

Ce rapport entre le poids et la taille s'évalue grâce à une mesure appelée l'indice de masse corporelle qui se lit dans une fourchette encadrant deux valeurs.

L'IMC (Kg/m^2)

L'IMC[2] est un indice utilisé au niveau mondial et reconnu par l'OMS[3].

La formule est la suivante :
IMC = le poids (kilogramme) divisé par la taille (mètre) au carré.

La valeur obtenue détermine votre « poids santé ». Un individu est en équilibre staturo-pondéral quand son IMC est compris entre 18,5 et 24,9 kg/m^2.

En dessous de 18, le poids est estimé insuffisant par rapport à la taille (avec un risque possible de dénutrition) et au-delà de 30kg/m^2, il y a surcharge pondérale (avec un risque d'obésité morbide, de maladies métaboliques, de diabète de type 2, d'hypertension artérielle et de maladies coronariennes).

Classification du surpoids et de l'obésité par l'IMC

d'après l'OMS, 2003

IMC (kg/m2)

Insuffisance pondérale < 18,5
Poids normal 18,5-24,9
Surpoids 25,0-29,9
I Obésité modérée 30,0-34,9
II Obésité sévère 35,0-39,9
III Obésité morbide ≥ 40

2 IMC : Indice de Masse Corporelle
3 OMS : Organisation Mondiale de la Santé

Le tour de taille (cm)

Il s'agit d'un indicateur supplémentaire permettant d'évaluer la graisse abdominale. Celui-ci peut être défavorable et s'ajouter à d'autres signes physiologiques indiquant alors un syndrome métabolique qui augmente alors le risque de développer des maladies cardiovasculaires et le diabète de type 2.

Protocole de mesure du tour de taille d'après l'OMS, 2008

La mesure doit être prise sans vêtements, avec un mètre ruban de couturière. À la fin d'une expiration normale et avec les bras relâchés de chaque côté du corps, il faut suivre la ligne axillaire, au point situé à mi-distance entre la partie inférieure de la dernière côte palpable et la crête iliaque.

- Pour une femme de toute origine et un homme d'origine asiatique, il doit être inférieur à 80 cm.

- Pour un homme (caucasien, africain de l'est de la Méditerranée et du Moyen-Orient), il doit être inférieur à 94 cm. Au-delà il est défavorable.

C'est pourquoi il est important de regarder tous ces indices : l'IMC, le tour de taille et le poids. Surveiller et maintenir son poids à l'équilibre staturo-pondéral est un acte de santé dont chacun est responsable.

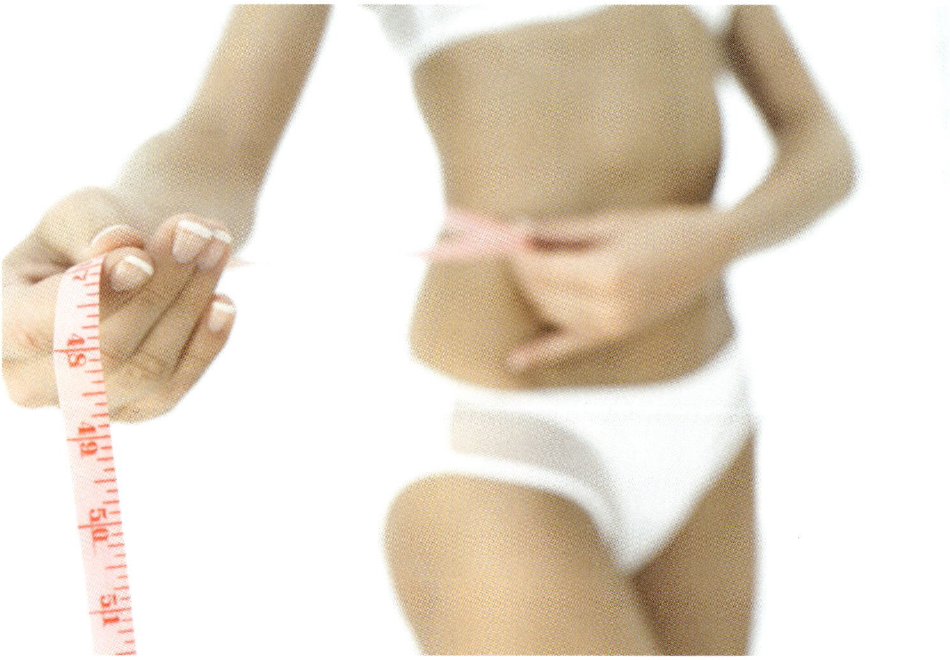

Je mange

Chaque semaine, vous retrouverez dans cette rubrique des idées de menus variés, gourmands et équilibrés qui respectent les saisons.

L'équilibre se fait sur la semaine : vous pouvez donc inverser l'ordre des repas mais respectez les aliments choisis pour leur intérêt nutritionnel afin de contribuer à la couverture de vos besoins nutritionnels quotidiens.

Les repas proposés sont composés de plats faits maison, cuisinés en partie par vos soins, mais vous pouvez manger les légumes bruts si vous n'avez pas le temps de les accommoder.

Tous les repas sont accompagnés :

- D'eau à volonté ;
- D'une petite tranche de pain (25g) en cas de faim ;
- D'huile végétale (1 à 2 cuillères à soupe par repas soit 2 à 4 cuillères à soupe par jour) qui doit servir à assaisonner et cuire vos aliments.

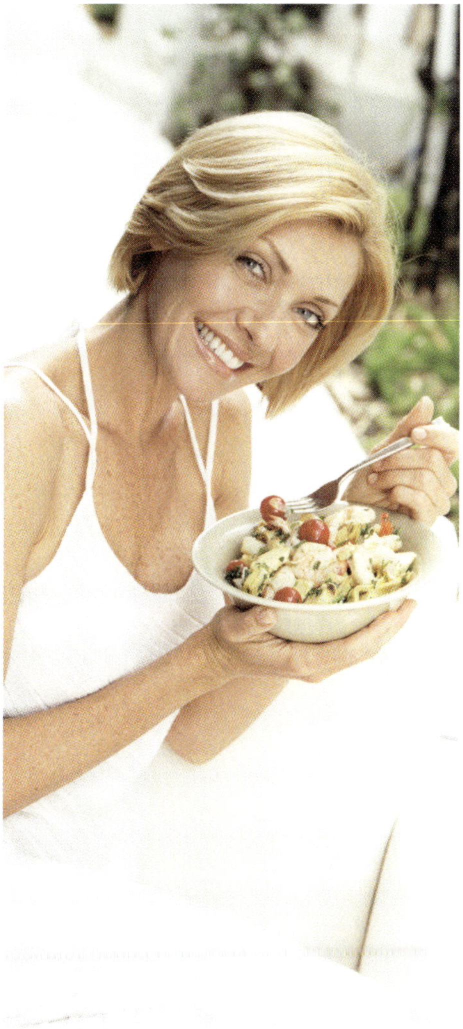

Printemps / Été

Jour	Déjeuner	Dîner
1	Tomates au basilic Omelette aux fines herbes Haricots mange-tout & riz pilaf Sainte-Maure de Touraine Billes de melon et framboises fraîches	Salade verte à l'huile de noix Magret de canard séché Purée de fèves ail oignon et thym Faisselle nature Pêche pochée à la vanille
2	Mesclun & poire, parmesan, noisettes Colin sauce fromage blanc citron Haricots verts et fèves au basilic Galettes de céréales Barquette de myrtilles	Bulot Salade tiède de pâtes de sarrasin et artichaut Fenouil - Rocamadour Nectarine
3	Concombre sauce yaourt et ciboulette Boulettes de bœuf aux pignons de pin Pommes de terre au four Brochettes de fraises	Carottes et pois chiche au cumin Lapin à l'estragon - Tagliatelles fraîches Smoothie maison (1 poire - 5 grains de raisin)
4	Salade de betteraves ail et persil Saumon grillé au citron vert Riz semi complet Fromage blanc nature Cerises	Champignons à la grecque Gnocchis à la sauce tomate et roquefort Laitue Prune reine-claude
5	Salade aux 3 poivrons Côte de porc grillé Tagliatelles de carottes et tagliatelles Edam - Pastèque	Taboulé maison - Sardines à la moutarde Yaourt nature Compote de pommes maison à la cannelle
6	Salade de haricots blancs aux tomates Œufs brouillés au curry Julienne de légumes et quinoa rouge Saint-nectaire Poire	Salade de pommes de terre tièdes Poulet au poivron vert Batavia Petit-suisse nature Groseille
7	Radis rose et radis noir sauce au citron Steak haché à 5% de M.G. - Lentilles Fromage blanc en faisselle aux abricots frais	Gaspacho maison Saint-Pierre grillé - Purée de salsifis Fourme d'Ambert Mirabelles

Automne / Hiver

Jour	Déjeuner	Dîner
1	Salade d'oranges et oignons rouges Tranche de porc rôti Pommes de terre et cèpes Yaourt brassé nature Kiwi	Cresson Moules à la marinière Gratin de choux fleur et pommes de terre Pélardon Salade d'oranges à la cannelle
2	Œufs brouillés au saumon Haricots verts extra-fins et blé Brie de Melun Quetsche	Salade de cœurs de palmier Jambon blanc Penne au basilic, aux tomates et feta Compote de fruits secs sans sucre ajouté
3	Salade d'asperges (en conserve) Bavette d'aloyau Blettes et riz noir Yaourt brassé nature Clémentines	Carottes râpées Colin poché sauce yaourt aux herbes Blé et compotée de poireaux Banane
4	Salade de haricots verts (conserve) Gratin de thon et coquillettes à l'emmental Raisin	Céleri aux raisins secs Blanc de dinde grillé Purée de carottes et pommes de terre Yaourt nature Pomelos
5	Salade de betteraves Volaille sauce moutarde Brocolis et riz Langres - Litchi	Salade de maïs et œufs durs Riz pilaf aux légumes grillés Petit-suisse nature Pêche de vigne
6	Salade de haricots verts au maïs Steaks hachés grillés Julienne de légumes au quinoa rouge Chaource Prune	Radis roses Linguine aux épinards et citron Fourme d'Ambert Mandarine
7	Salade de haricots blancs Merlan aux épinards et riz complet Faisselle Figues grillées	Salade d'endive et orange Couscous au poulet Yaourt de brebis Fruit de la passion

Je note

Je pense à :

- Faire une pause de 30 minutes au minimum pour chacun de mes repas ;

- Manger dans le calme : ni devant la télévision, ni devant l'ordinateur ni en lisant ou regardant mon téléphone ou en faisant autre chose qui me distrait et me conduit donc à ingérer plus d'aliments et de calories que nécessaire :

- Manger en conscience, ce qui signifie me concentrer sur ce que je mange pour que mon cerveau enregistre ce que je suis en train de faire ;

- Manger lentement pour que les signaux de la satiété atteignent mon cerveau au bout de 20 minutes ;

- Bien mastiquer pour entamer la digestion, éviter les ballonnements et favoriser le rassasiement ;

- M'attabler pour manger afin de faciliter ma digestion ;

- Soigner la présentation de ce que je mange même si je suis seul (e) ou pressé (e) : je choisis une jolie vaisselle, une nappe ou un set de table ;

- Savourer les textures, les parfums, les couleurs de ce que je mange pour inclure tous les sens organoleptiques lors de mes repas ;

- Boire de l'eau tout au long de la journée.

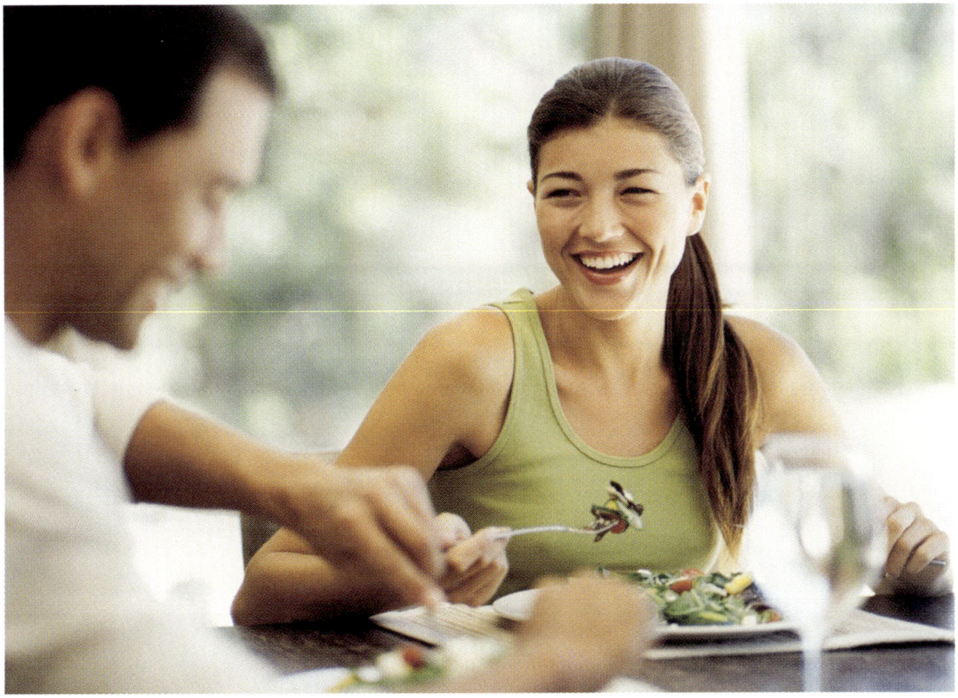

Objectifs à reporter dans votre journal de bord :

1 ....

....

2 ....

....

3 ....

....

Bonus (et si je veux, j'ajoute un autre objectif) : ....

....

Je démarre

« Si vous voulez perdre 10 kg en un jour sans exercice et sans régime, faites-vous couper une jambe. »
Philippe Geluck

J'apprends

Le processus de perte de poids (cm)

Si vous avez déjà suivi des régimes drastiques, vous savez que la perte de poids peut être rapide mais aussi suivie d'une reprise de poids : c'est le fameux « effet rebond ». Vous savez également que plus vous avez soumis votre corps à des régimes, plus il sera difficile de perdre du poids car votre corps va « faire de la résistance ». Le corps ayant une mémoire, il se souvient des frustrations engendrées par des régimes l'affamant et ne lui apportant pas les nutriments essentiels dont il a besoin pour fonctionner correctement tous les jours. Votre corps est comme une voiture : celle-ci a besoin de fuel pour avancer mais si vous ne mettez pas la bonne essence, à terme elle s'encrasse et sera moins performante. Au-delà de cette image un peu caricaturale, c'est le même principe pour votre corps. Comme je le disais dans l'introduction, les kilos ne sont pas venus en 15 jours, alors pourquoi vouloir les perdre si vite ?

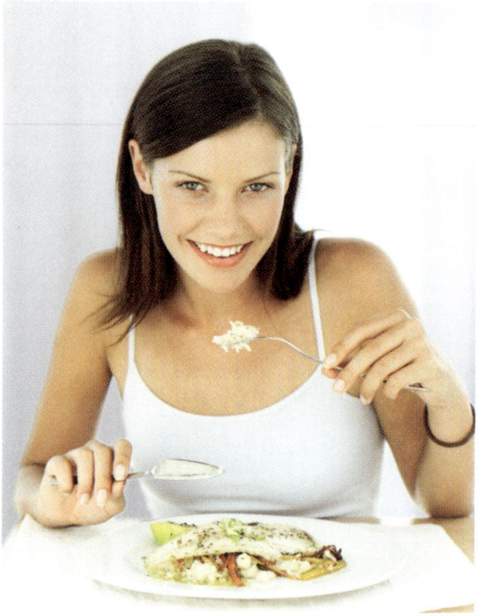

Perdre du poids ou perdre de la masse grasse ?
Perdre du poids signifie perdre de la masse totale or il est possible de perdre du poids sans perdre de masse grasse ou très peu. C'est pourquoi il est important de réfléchir à son objectif. Ainsi, vouloir perdre de la masse grasse est une démarche plus correcte que de vouloir perdre simplement du poids. Dans ce cas-là, c'est la silhouette qui s'affine et vous vous allégez.

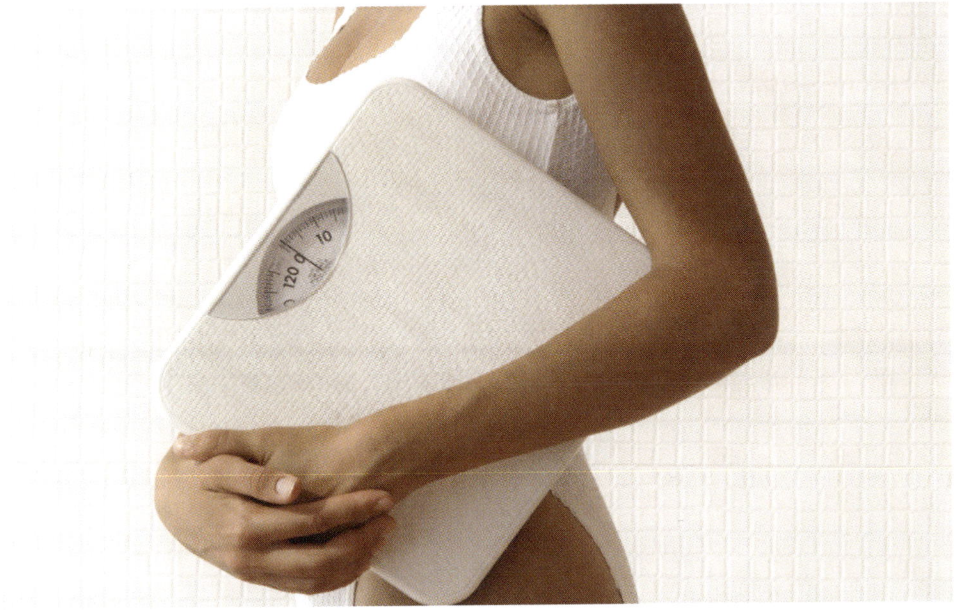

La masse grasse est la forme de stockage de l'énergie pour et par notre organisme. Nous sommes tous programmés génétiquement pour la fabrication de masse grasse qui a lieu dès que nos apports énergétiques sont supérieurs à nos dépenses énergétiques.

Cette graisse est composée d'adipocytes, cellules dans lesquelles sont stockées les triglycérides (composés de trois acides gras et d'un glycérol) : c'est le fameux tissu adipeux. En excès, cette adiposité donne à la peau l'aspect disgracieux d'une « peau d'orange ».

L'augmentation de cette graisse est lente. Donc si vous constatez une variation sur votre balance de plus d'un kilogramme en une seule journée la raison n'est pas la prise de masse grasse mais cela est peut être due aux importants volumes alimentaires de la veille ou à une rétention d'eau. Il ne faut pas confondre apport énergétique (calories) et volume alimentaire (kilogrammes).

Le processus de fabrication de la masse grasse

La synthèse des lipides appelée lipo genèse a lieu dans le foie et le tissu adipeux. Sans entrer dans les détails biochimiques de la fabrication du tissu adipeux, retenez que notre organisme sait fabriquer de la masse grasse à partir de tout excès de nutriments énergétiques.

Un excès d'apport alimentaire se traduit donc par une augmentation de ce tissu adipeux. Ainsi, consom-

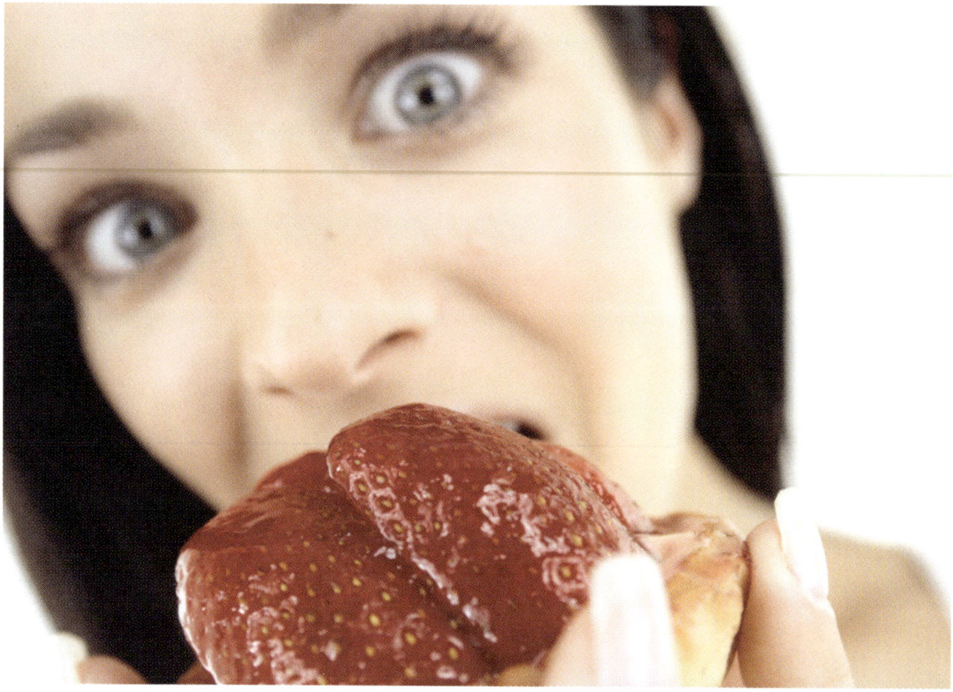

mer 250 calories de trop par jour par rapport à ses besoins quotidiens, fait prendre environ 1 kilogramme en un mois. L'inverse est également vrai. En revanche, il convient de ne pas trop réduire ses apports caloriques au risque de perdre aussi de la masse musculaire.

Concernant la masse musculaire, il est intéressant de noter que plus elle est importante, plus les dépenses énergétiques de l'organisme au repos sont élevées, ce qui facilite le maintien du poids.

Vous l'aurez compris, il est donc important de garder sa masse musculaire et de s'alléger progressivement sans que cela ne représente trop de changements dans votre vie familiale, sociale et professionnelle. Soyez donc patient avec des objectifs réalistes.

Les saboteurs

Les petites voix intérieures appelées des « saboteurs » sont celles qui vous empêchent d'atteindre vos objectifs.

Ce sont celles qui vous disent « *au point où j'en suis, je finis le paquet de chips* », « *il fait froid, j'ai le droit de manger un peu plus de chocolat* », « *j'ai eu une journée difficile, je m'offre un verre de vin et du saucisson avec un bout de pain et du fromage* »...

Vous les reconnaissez ? Quels sont les vôtres ? Quels étaient vos saboteurs la semaine dernière ? Est-ce que cette semaine ce sont les mêmes ? Comment pouvez-vous faire pour les tenir éloignés et sans influence sur vos choix alimentaires ?

Prendre conscience de vos « saboteurs » est un bon début avant de changer vos habitudes. Pensez à les noter dans votre journal de bord pour ne plus y succomber.

Les besoins nutritionnels des hommes et des femmes

Les besoins nutritionnels et énergétiques des hommes et des femmes ne sont pas les mêmes et évoluent avec l'âge. Ils dépendent du métabolisme de base et du niveau d'activité physique de chacun.

Pour rester à l'équilibre staturo-pondéral, il faut qu'il y ait équilibre entre les besoins énergétiques et les apports alimentaires. En moyenne, les apports énergétiques d'un adulte bien portant, sont de 2000/2200 calories par jour avec une moyenne de 1800/2000 calories pour les femmes et 2200/2400 pour les hommes. Ces données ne sont que des moyennes et seul un professionnel de santé pourra vous calculer précisément vos

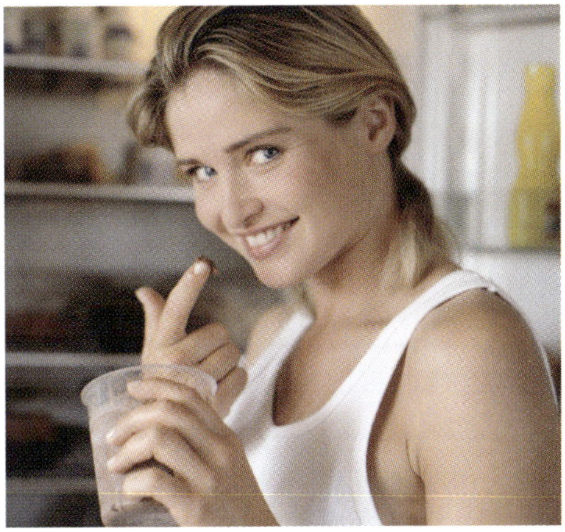

besoins en nutriments énergétiques et nutriments non énergétiques.

Mais il ne faut pas raisonner uniquement sur les calories car il existe des calories vides qui ne présentent aucun intérêt nutritionnel. C'est le cas du sucre, des sodas... En revanche, s'intéresser parfois aux calories peut vous aider à comprendre l'impact de vos choix alimentaires sur votre poids. Vous appréhendez ainsi l'importance énergétique de certains de vos apports alimentaires au regard de vos besoins réels.

Ainsi, lorsque vous ingérez une pizza qui, en moyenne, vous apporte 1200 calories, vous comprenez bien que ce type de plats et repas ne peut se répéter tous les jours si vos besoins quotidiens sont de 1800 calories ! De plus, un repas constitué d'une pizza présente un déséquilibre nutritionnel notamment en vitamines et en fibres.

La pyramide alimentaire

La pyramide est un repère nutritionnel par catégorie d'aliments avec les fréquences de consommation. C'est l'illustration des 8 recommandations alimentaires et du repère pour l'activité physique du Programme National Nutrition Santé français (PNNS) :

- **Les fruits et légumes :**
  - au moins 5 par jour (2 à 3 portions de fruits et 3 portions de légumes) ;
  - frais et cuits ;
  - sous toutes les formes : soupes, compotes, gaspacho, grillés, vapeur, surgelés, en conserve…
- **Les produits laitiers :**
  - au total 3 par jour (3 ou 4 pour les enfants ou les adolescents et personnes âgées) ;
  - 1 portion (30 à 40 g) de fromage par jour ;
  - 2 laitages non sucrés : yaourt, fromage blanc, petit suisse, lait…
- **Les féculents :**
  - pain et produits céréaliers, pâtes, blé, avoine, seigle, kamut, boulghour…
  - pommes de terre, patates douces, riz, quinoa, sarrasin, mais, millet…
  - légumineuses : lentilles vertes du Puy, pois chiche, coco de Paimpol, flageolets, lingots, azuki, haricots rouges…
  - à chaque repas et selon l'appétit ;
  - en quantité contrôlée lors d'une surcharge pondérale.
- **La viande, le poisson, les œufs :**
  - 1 à 2 fois par jour
  - Privilégiez les viandes maigres ;
  - Poissons dit « gras » : 2 fois par semaine (une seule fois par semaine pour les femmes enceintes et les enfants) ;
  - Œufs à limiter si vous avez un taux de cholestérol très élevé.
- **Les matières grasses :**
  - Limitez les matières grasses animales (beurre, viande grasse…)
  - Allégez-vous en limitant les aliments riches en graisses cachées (produits industriels sucrés et salés) ;
  - Variez les sources de lipides végétaux et notamment les huiles : huile de colza, de noix, d'olive, de lin, de sésame…
  - Les amandes, les noix du Périgord, les noisettes, les pistaches, les olives vertes et noires, les avocats, la noix de coco… sont très riches en lipides : allégez-vous en surveillant leur quantité et leur fréquence de consommation (1 à 2 fois par semaine et un quart d'une paume de main maximum).
- **Les produits sucrés :** à limiter mais ils ne sont pas à enlever. En revanche il faut faire des choix pour s'alléger. Privilégiez la qualité à la quantité ! Ainsi vous devrez choisir si vous préférez votre cuillère à café de confiture maison sur votre tartine du matin

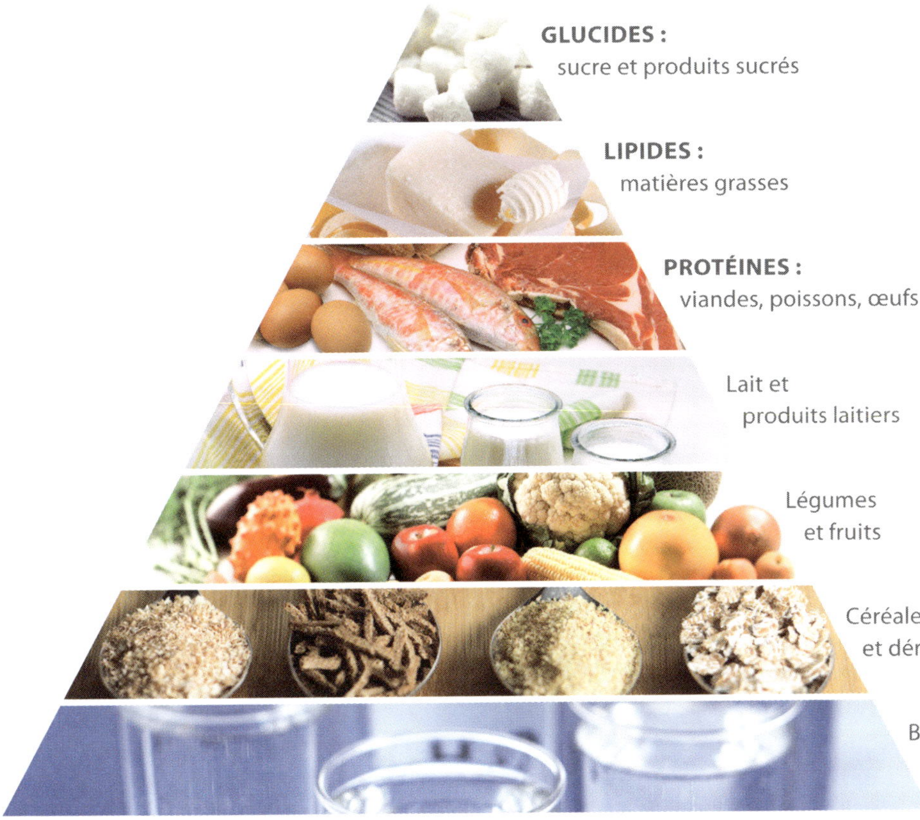

plutôt qu'une glace le soir devant la télévision. Régalez-vous de 2 carrés de 10 g de chocolat noir à 70 % de cacao de temps en temps. Gardez le sucre pour la confection de desserts maison comme une crème aux œufs, un flan sucré…

• **Le sel :** à limiter et préférez dans tous les cas le sel iodé.

• **L'eau :** à volonté pendant et entre les repas en variant les différentes eaux (du robinet, de source, minérales, plates, gazeuses).

Enfin, n'oubliez pas la pratique d'une activité physique : elle doit être au moins l'équivalent de 30 minutes de marche rapide (cela signifie qu'il est difficile de parler durant cette marche) par jour pour les adultes (au moins 1 heure pour les enfants et les adolescents). Ce sont de grands repères de fréquence de consommation valables pour tout le monde mais ils ne précisent pas les quantités. Celles-ci sont abordées avec la composition de l'assiette idéale du déjeuner, du dîner ou du petit-déjeuner.

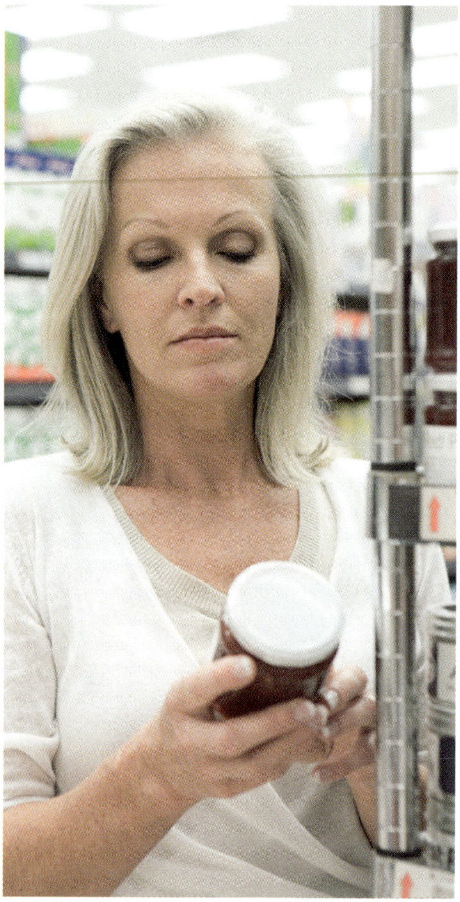

En revanche, seul un diététicien pourra vous calculer ce dont vous avez besoin avec précision et selon vos besoins physiologiques. Pour vous aider à varier, vos repas, aidez-vous des repères d'équivalences nutritionnelles (Cf annexe A2). Ces équivalences, entre aliments d'un même groupe alimentaire, sont faites sur la base d'un nutriment majeur contenu dans ce groupe d'aliments. C'est par exemple le cas du calcium contenu dans les produits laitiers.

Les courses

Les courses sont tantôt redoutées, tantôt un moment de plaisir. Pour que ces moments ne soient pas une corvée mais des instants gustatifs positifs, essayez le week-end les marchés de votre ville pour découvrir saveurs, odeurs et couleurs, produits locaux et de saison. Un marché peut présenter certaines tentations comme les dégustations des produits proposés sur les étals : cela sera à limiter si vous souhaitez vous alléger car vous risquez de faire un pré-déjeuner ou de vous couper l'appétit et donc d'avoir des apports alimentaires inadéquats.

Les courses en hypermarché présentent d'autres inconvénients. En effet, l'organisation d'un hypermarché est telle que vous devez d'abord parcourir les rayons présentant peu d'intérêt pour une alimentation saine avant de rejoindre l'eau ou les fruits et légumes, aliments indispensables pour vous alléger. Alors, pour ne pas être tenté(e) :

- Organisez votre liste de course par rayon prioritaire : eau, fruits et légumes, poissonnerie, boucherie, produits laitiers, surgelés, épicerie de base et oubliez les autres rayons ;
- Commencez d'abord par les produits frais : les fruits, les légumes, les poissons, les viandes, les produits laitiers…

- Partez avec votre liste de courses pour la semaine ;
- Parcourez les rayons en sens inverse de celui proposé ;
- Faîtes vos courses le ventre plein ;
- Prenez de préférence un panier et non un chariot ;
- Regardez les prix au kilogramme
- Méfiez-vous des promotions en tête de gondole ;
- N'achetez que ce dont vous avez besoin ;
- Prenez des produits bruts (œufs, produits laitiers nature, farine, thon en conserve au naturel…) pour cuisiner et réaliser vos recettes ;
- Limitez au maximum vos achats de produits industriels et riches en calories, sucre, sel, matières grasses (biscuits apéritifs, gâteaux, biscuits, barres chocolatées, céréales croustillantes et sucrées pour le petit déjeuner, bonbons, crèmes glacées, sodas, boissons sucrées, boissons énergisantes, plats cuisinés industriels…).

Ce petit tour au supermarché regorge de produits avec des étiquettes mentionnant des valeurs énergétiques et nutritionnelles. Mais savez-vous déchiffrer les étiquettes nutritionnelles ?

Les informations nutritionnelles sur les produits alimentaires

Je reconnais qu'il faut être un expert pour déchiffrer ces petites lignes, chiffres et pourcentages. Avez-vous remarqué que les produits frais, eux, ne portent aucune étiquette ? Essayons donc d'y voir un peu plus clair :

- **La valeur énergétique** ou calorique est exprimée en KiloJoules ou Kilocalories : il suffit de diviser les kilojoules par 4,18 pour obtenir la valeur en kilocalories (418KJ = 100 Kcal). Vous trouverez ensuite des valeurs concernant la teneur détaillée en nutriments énergétiques (protéines, lipides, glucides) et non énergétiques (sel, eau, fibres, et parfois, vous trouverez aussi des teneurs pour des vitamines ou des minéraux).

- **Les protéines :** pour les produits industriels cuisinés, la teneur en protéines doit être largement supérieure aux lipides !

- **Les glucides** comprennent les glucides lents ou complexes et les sucres simples ou rapides (Pour vous alléger, sachez que ces derniers sont limités à moins de 10 % des besoins énergétiques totaux par jour).

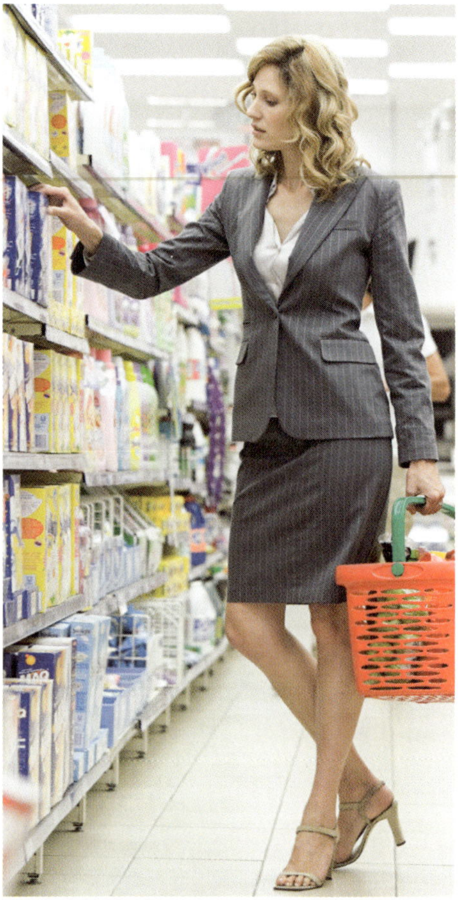

• **Les lipides :** ce sont les graisses… saturées, insaturées, mono-insaturées, AGMI[4], AGPI[5], hydrogénées, oméga-3, 6 et 9, huile de palme, beurre… Les graisses ne sont pas à diaboliser mais il faut bien les sélectionner. Or, les produits industriels contiennent souvent beaucoup de « mauvais » lipides. En excès, ces graisses saturées augmentent les risques de développer des maladies cardio-vasculaires. Retenez que la teneur en lipides d'un produit industriel transformé doit être inférieure à celle des protéines! Les AGS[6] doivent être au maximum de 4 g pour 100 g de produit !

• **Le sodium ou sel :** 2.4 g de sodium = 6 g de sel (il faut multiplier la quantité de sodium par 2,5 pour connaître l'équivalence en sel). L'idéal est de limiter sa consommation (hors prescription médicale spécifique) à moins de 5 g de sel total par jour.

• **Les fibres** aident à lutter contre la constipation, elles ont également un rôle bénéfique sur la flore intestinale. Il est recommandé d'en consommer 25 à 30 g par jour ! Vous trouverez parfois en plus de ces informations les teneurs en vitamines (Vitamines C, B, A, D, B12...) et minéraux (calcium, fer, magnésium…) ou micronutriments (zinc, sélénium…), quand les aliments présentent un intérêt nutritionnel réel pour ces nutriments. Elles sont exprimées en g ou mg, se référant, aux % des ANC[7] ou BJR[8].

Pourquoi autant d'informations ? Elles doivent permettre de connaître les teneurs des nutriments et leur proportion dans l'aliment ou le plat consommé. Ceci doit vous permettre de comparer deux produits pour faire le meilleur choix selon les besoins de chacun. Le nouvel étiquetage industriel devrait vous aider dans vos choix alimentaires en vous indiquant la

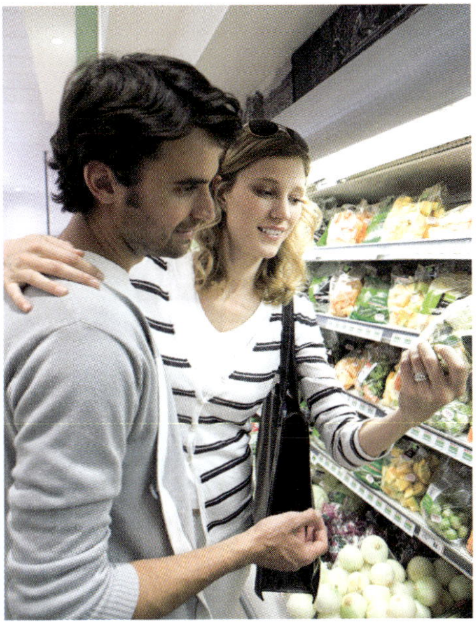

couleur par aliments de la même catégorie. Alors à vos étiquettes !

Trucs et astuces pour lire les étiquettes

Les ingrédients y sont mentionnés dans l'ordre décroissant. Pour vous aider à vous repérer dans les produits industriels, surgelés ou préparés, voici quelques astuces pour mieux les choisir :

- Limitez au maximum vos achats de produits industriels et riches en calories, sucre, sel, matières grasses (biscuits apéritifs, gâteaux, biscuits, barres chocolatées, céréales croustillantes et sucrées pour le petit-déjeuner, bonbons, crèmes glacées, sodas, boissons sucrées, boissons énergisantes...)

- Évitez les produits avec une ligne ou mention « sucre ajouté » présente sur de nombreux produits laitiers y compris des produits à 0 % de MG.

- Sur l'étiquette : regardez les chiffres pour la portion (ce qui correspond à ce que vous allez consommer) et privilégiez plutôt les produits avec :
  - La ligne « protéines » : plus de 6 g
  - La ligne « matières grasses totales » : moins de 7 g et surtout moins de 4 g d'AGS
  - Boudez les produits affichant « acides gras trans »
  - La ligne « sucre » : moins de 5 g de sucre
  - La ligne « fibres » : plus de 4 g

Vous avez fait votre liste et vos courses. Maintenant il ne vous reste qu'à composer une assiette équilibrée.

4 AGMI : acides gras mono insaturés
5 AGPI : acides gras poly insaturés
6 AGS : acides gras saturés
7 ANC : apports nutritionnels conseillés
8 BJR : besoins journaliers recommandés
9 MG : matières grasses

Je mange

Printemps / Été

Jour	Déjeuner	Dîner
1	Tartare de poivrons et tomate Cabillaud poché aux aromates Riz basmati aux pignons de pin Yaourt de chèvre nature Reine-claude	Champignons de Paris vinaigrette Galettes de sarrasin œuf épinards emmental Soupe de framboises à la menthe
2	Tourteau Gratin de chou fleur et pommes de terre Beaufort Salade de fraises des bois	Velouté de pois chiches et courgettes Bavette d'aloyau Riz aux pignons de pin Yaourt brassé Pêches pochées à la verveine
3	Œufs gratinés au gruyère tomates et blé Salade d'épinards frais Nectarine	Jambon blanc et maïs Purée de courge aux pignons de pin Faisselle de brebis Figue
4	Truites aux amandes et en papillote Haricots rouges et tomates au basilic Munster Prune	Salade de concombre à l'aneth Pâtissons farcis au riz à la viande de bœuf Yaourt aux pépites de chocolat
5	Salade de courgettes crues, lentilles cuites et maïs à la mimolette Lieu jaune en papillote Pomme	Salade de pâtes papillon aux olives vertes, poivron rouge, brocolis, tomates, parmesan Mures
6	Salade de carotte au carvi Rôti de porc Purée de poireaux-pommes de terre Epoisses Groseilles	Salade batavia Bouillabaisse de poisson Crème persane maison
7	Eglefin au citron Ratatouille maison et blé Pont l'Evêque Banane	Taboulé à la menthe et raisins secs Coquille St jacques Purée de navet et patates douces Fromage blanc de chèvre

Automne / Hiver

Jour	Déjeuner	Dîner
1	Salade frisée aux dés de jambon blanc mimolette et œufs mollets Purée de pommes de terre et brocolis Poire pochée à la badiane	Salade de fèves croquantes Purée de patates douces Crème aux œufs maison Kiwi
2	Salade de fenouil et pomme golden Boulettes de viande aux épices Boulghour au cumin Yaourt nature	Soupe de carottes Salade de tortis olives vertes, mozzarella et haddock fumé Banane
3	Salade de céleri Saumon fumé à l'aneth Écrasée de pommes de terre à l'aneth Yaourt de brebis Grenade	Poireaux vinaigrette Tagliatelles aux champignons de Paris et parmesan Quetsches
4	Bifteck Purée de panais et coco Laitue Yaourt nature Figues	Calamars grillés Topinambours et pied de mouton poêlés Pouligny Saint Pierre Raisin
5	Soupe de lentilles corail Pavé de bœuf Purée de brocolis Clémentine	Salade de roquette, pomme, betterave et comté Curry au lait de coco haricots verts et potiron Myrtilles
6	Velouté de chou-fleur Truite grillée au citron vert Risotto à la milanaise Fromage blanc Ananas	Salade de céleri-rave Côte de porc Polenta Maroilles Orange
7	Poulet grillé à l'ail Poêlée de pleurotes et pommes de terre Livarot Pomme	Salade de langoustine et pomelo à la sauce yaourt à la grecque Blé à la fondue de poireaux Papaye

Je note

Je pense à :

- Remplir mon journal de bord durant 2 jours de la semaine et un jour du week-end ;

- Préciser mes sensations et humeurs durant mes repas comme pour mes collations ;

- Distinguer ma faim de mon envie de manger ;

- Me réveiller un peu plus tôt pour prendre du temps pour moi (faire du sport ou préparer mon petit déjeuner) car à terme ce sera un gain d'énergie plutôt que de me lever en catastrophe et fatigué (e) ;

- M'étirer au bureau, en voiture, dès que je peux ;

- Noter mes saboteurs pour les combattre.

Objectifs à reporter dans votre journal de bord :

1. ....

....

2. ....

....

3. ....

....

Bonus : ....

....

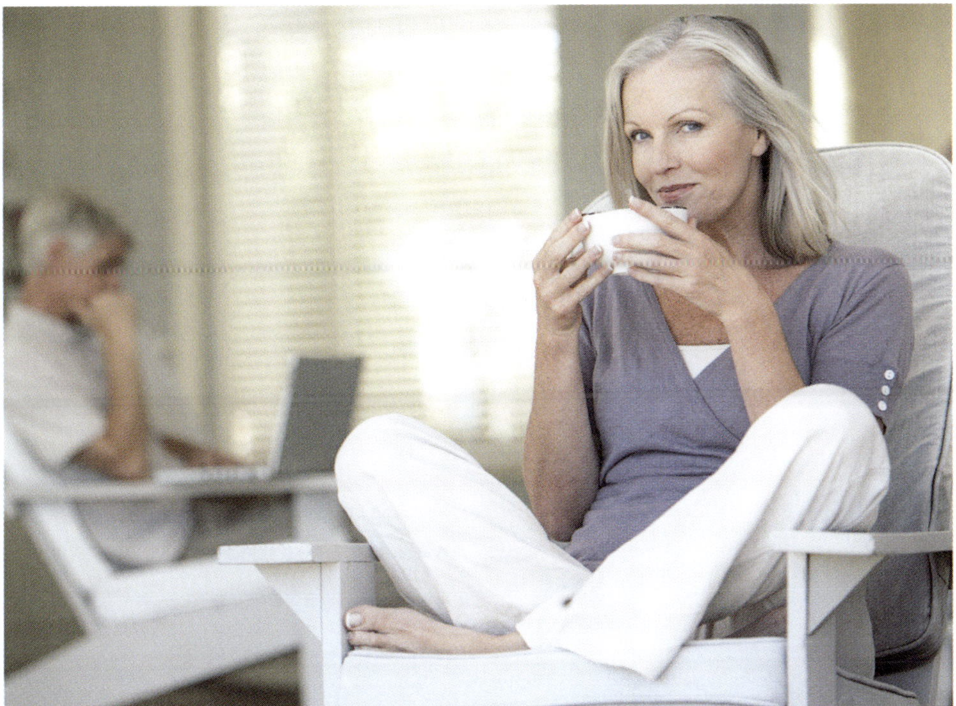

Portions & fréquences

« En vérité, le chemin importe peu, la volonté d'arriver suffit à tout. »
Albert Camus

J'apprends

L'assiette équilibrée

Une assiette bien composée doit comporter des aliments présentant des nutriments énergétiques (protéines, lipides, glucides) en quantité contrôlée et des nutriments non énergétiques (vitamines, minéraux et oligo-éléments).

En pratique, l'assiette doit être scindée en 3 parties :

- Un tiers de produits céréaliers ou féculents pour les apports en protéines d'origine végétale, de glucides complexes, de minéraux et de fibres (pour les produits complets ou les légumineuses) ;
- Un tiers de protéines d'origine animale de préférence maigre (viande maigre, œuf, poissons dits « gras » et poissons maigres) pour leur rôle dans le maintien de la masse musculaire ;
- Le reste en légumes crus et cuits pour les apports en fibres, vitamines (quand les légumes sont consommés crus puisque la cuisson détruit les vitamines) et minéraux ;
- Ne vous resservez pas !

Le repas doit également comporter :

- De l'eau à volonté pour hydrater le corps ;
- Un fruit frais pour les vitamines (anti oxydantes comme les vitamines A et C), les fibres, les minéraux ;
- Un produit laitier sous forme d'une petite part de fromage ou d'un laitage non sucré ;
- De bonnes matières grasses en quantité contrôlée pour les apports en omégas-3, 6, 7 et 9 et en vitamine E ;

Vous voyez : c'est simple ! Pensez-y également lors de vos repas pris à l'extérieur.

En revanche, pensez aussi à varier les sources de vos glucides, protéines, lipides pour éviter la lassitude alimentaire. Pour ce faire, reportez-vous au tableau des équivalences nutritionnelles (CF Annexe A2).

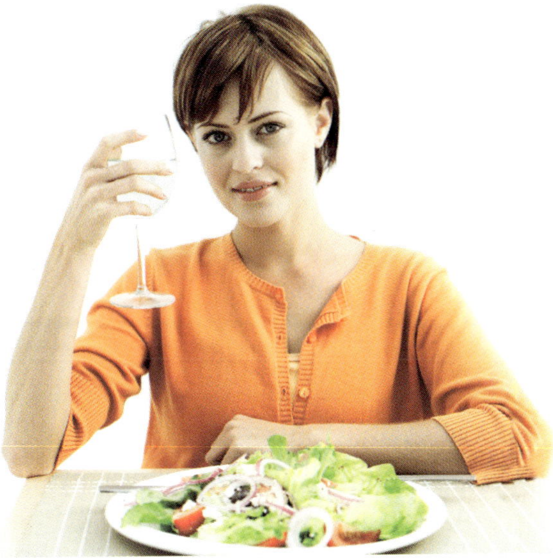

Le nombre de prises alimentaires

Afin d'apporter les nutriments nécessaires au corps, il est conseillé de faire 3 repas équilibrés par jour.
Une collation équilibrée dans l'après-midi n'est pas obligatoire pour les adultes mais s'avère parfois bien utile pour faire une pause, avant le sport et éviter de craquer en rentrant le soir.

Ces 3 repas structurent la journée et apportent des repères à votre organisme pour vous aider à mieux réguler vos apports alimentaires.

Pourquoi faut-il éviter de sauter un repas ? Cela force votre corps à se rattraper au repas suivant en stockant en prévision d'une prochaine absence d'apports alimentaires. Le temps que vous accordez au repas a toute son importance. Notre cerveau a en effet besoin d'environ 20 minutes pour recevoir des signaux de l'estomac l'informant que vous êtes en train de manger.

- **Le déjeuner et le dîner :**

Ils peuvent avoir la même structure.

- **La collation et le goûter :**

Non obligatoires, mais ils peuvent vous aider à patienter jusqu'à l'heure du déjeuner ou du dîner. Une collation ou un goûter (2 heures avant le repas suivant) peut comporter un ou deux aliments.

- **Le petit déjeuner :**

Votre corps a jeûné pendant au moins 8 heures après une nuit. Le petit déjeuner doit représenter en moyenne 20 % de l'apport énergétique quotidien et son rôle donc est de vous aider à rompre le jeûne de la nuit.

Le petit déjeuner

Le petit-déjeuner est important pour vous alléger : il évite la consommation compulsive d'en-cas et la baisse d'attention vers 10h30/11h du matin.

La composition du petit déjeuner

Il n'a pas besoin d'être copieux mais doit comporter :

- 1 produit céréalier : du pain (complet, idéalement) ou des céréales, en favorisant les moins sucrées. Réservez les croissants et autres viennoiseries pour des occasions très ponctuelles car ils contiennent beaucoup de matières grasses et de sucre.
- 1 produit laitier : un bol ou un verre de lait (froid ou chaud), un yaourt de brebis ou un fromage blanc, ou pourquoi pas une part de fromage de chèvre.
- 1 fruit : kiwi, pêche, banane, abricots, orange, pomme... en fonction des saisons, ou un jus de fruit pressé maison, ou une compote sans sucre ajouté, ou un smoothie maison...
- 1 boisson : une boisson non sucrée pour vous réhydrater après la nuit : café, thé, eau, infusion, chicorée ou un chocolat chaud qui compte à la fois comme une boisson et un produit laitier.

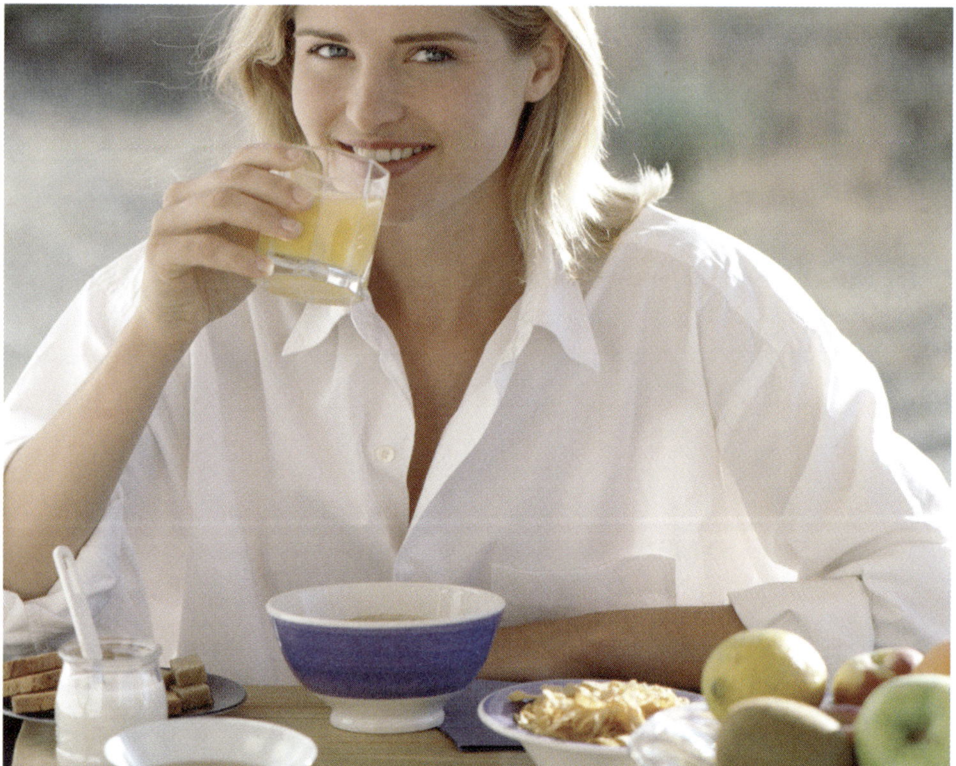

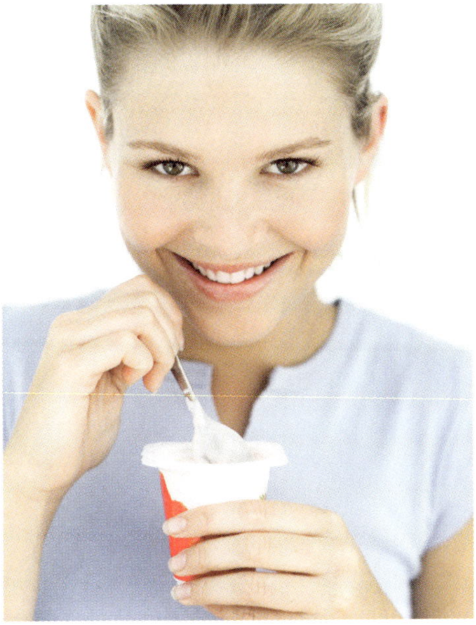

Les portions du petit déjeuner

- 1/3 d'une petite assiette composée d'un produit laitier pour l'apport en calcium et en protéines animales : une part de fromage ou un laitage non sucré. Certaines personnes peuvent préférer remplacer les produits laitiers par 1/3 d'une assiette avec une source de protéines animales comme un œuf ou du jambon blanc.

- 1/3 d'une petite assiette composée de céréales de préférence complètes, non sucrées et non croustillantes ou du pain idéalement de boulangerie en variant les types de pain : semi-complet, aux noix, aux céréales, au seigle, à la châtaigne…

- 1/3 d'une petite assiette composée d'un fruit frais pour les fibres et la vitamine C.

Et si vous essayiez le pain au sarrasin ou le pain aux céréales de votre boulanger pour varier les plaisirs ?

Les grecs prennent des olives, de la feta, des tomates, une boisson et du pain : une idée à suivre pour ceux qui ne sont pas trop « bec sucré ».

Si vous n'avez pas le temps de prendre un petit déjeuner, emportez avec vous un fruit, 2/3 tranches de pain et un produit laitier afin que vous ne succombiez pas au distributeur en arrivant au bureau ou que vous ne vous ruez pas sur les gâteaux rangés dans votre tiroir ou apportés par un collègue.

Le petit déjeuner doit vous éviter les fringales ! Si vous n'avez pas faim le matin, au réveil, ne vous forcez pas. Attendez un peu et essayez d'avaler ce qui vous tente le plus parmi les aliments d'un petit déjeuner équilibré.

Pensez à préparer la veille la table du petit déjeuner pour gagner du temps le matin et ne pas engloutir n'importe quoi.

Pour vous alléger, oubliez : le pain de mie industriel, les céréales sucrées et croustillantes, enrichies, fourrées pour le petit déjeuner, les céréales soufflées, les pétales de mais glacées au sucre, les jus de fruits ou nectars industriels…

La balance et les cuillères

Pour être sûr(e) de manger la quantité dont vous avez besoin, vous pouvez vous aider d'une balance culinaire pour prendre des repères visuels. Les quantités seront calculées par un diététicien-nutritionniste en fonction de vos besoins spécifiques.

Dès que vous serez familiarisé(e) avec les volumes, abstenez-vous de tout peser. Utilisez les cuillères à soupe pour compter les quantités d'huile et de féculents cuits.

150 g de légumineuses cuites = 6 cuillères à soupe de lentilles cuites par exemple.

Reportez-vous au tableau des équivalences nutritionnelles pour vous aider (CF Annexe A2). Pour vous alléger l'esprit, n'hésitez pas à l'afficher sur votre réfrigérateur.

Les légumes verts sont à consommer presque à volonté. Il est donc inutile de les peser sauf si vous pensez en manger vraiment trop peu.

Le placard d'épicerie

Allégez-vous en faisant disparaître au maximum de vos placards les aliments dont vous devez limiter la consommation, à savoir les plats industriels et les aliments raffinés :

- Chips et gâteaux apéritifs
- Sauces industrielles : mayonnaise, sauce béarnaise, ketchup, pesto....
- Assaisonnement déjà prêt,
- Gâteaux, cookies, pains au lait, muffins, croissants industriels, beignets,
- Céréales sucrées pour le petit déjeuner, barres de céréales pour le goûter au chocolat, aux fruits,
- Sucre en morceaux, bonbons,
- En-cas industriels,
- Pain de mie industriel,
- Plats préparés, pizza, frites, charcuterie grasse, nuggets, hamburgers,
- Glaces, esquimaux, cornets, spécialités glacées…

Pour vous aider, rangez en hauteur et dans une boîte fermée le chocolat noir ou les biscuits des enfants car il est prouvé qu'éloigner de la vue et de rendre inaccessible ces aliments permet de réduire leur consommation.

Le placard pour s'alléger
Pour vous alléger, vous avez vidé vos placards. Maintenant il faut les remplir d'aliments plus « santé », mais toujours savoureux, variés, sains et équilibrés. Vous retrouverez les produits frais dans la rubrique « réfrigérateur ».

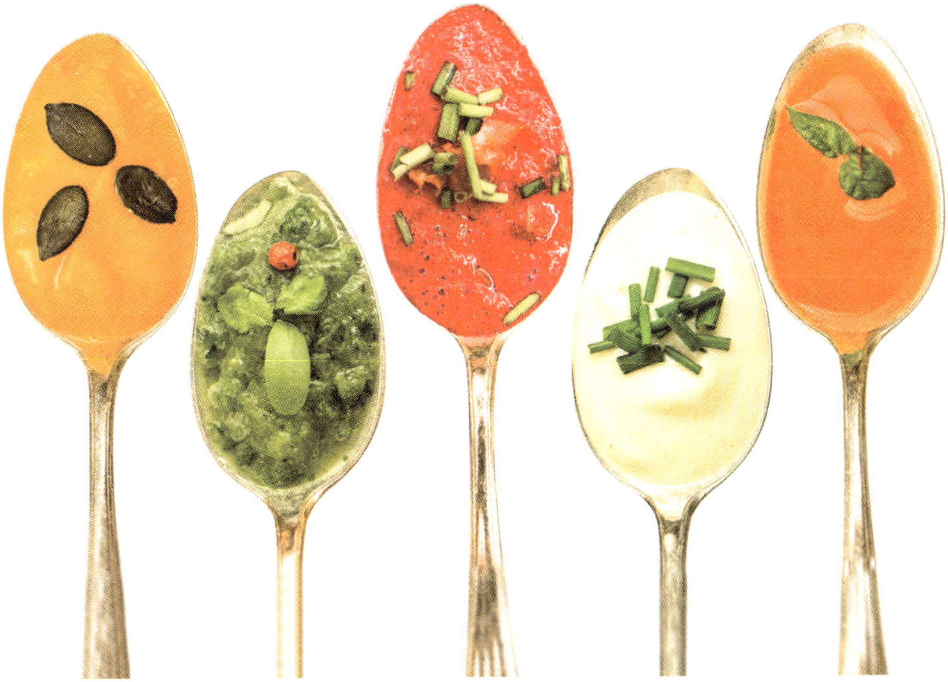

- **Epicerie :** épices (gingembre, cannelle, curcuma, poivre noir moulu ou non, baies roses, piment...), aromates (ail, oignon, échalote...), herbes sèches (thym, romarin, ciboulette...), vinaigre (de cidre, aux échalote, de riz, aux framboises...), huile (colza, olive, tournesol, noix, noisette, macadamia, cameline, chanvre, sésame, arachide...), moutarde, poudre de cacao dégraissé non sucré, lait en poudre, levure (chimique et de boulangerie), farine complète, farine de sarrasin, farine de maïs, ... légumes secs (lentilles, haricots blancs, rouges, pois chiche...), concentré de tomates.

- **Surgelés :** légumes natures, fruits nature, poissons non cuisinés, viandes non cuisinées, herbes...,

- **Conserves :** poisson (thon, maquereaux, sardines), légumineuses (haricots blancs, rouges, pois chiches cuits, lentilles au naturel), ...

- **Bocaux en verre :** châtaignes, cœur de palmier, olives, cornichons, oignons blancs, câpres ...

Je mange

Printemps / Été

Jour	Déjeuner	Dîner
1	Salade d'épinards frais Saint Pierre grillé Tomates et riz long Bleu de Bresse Cerises	Radis noir Gratin de chou-fleur et œuf sauce au yaourt Abricot
2	Carpaccio de tomates ananas Travers de porc grillés Torti aux légumes du soleil Yaourt nature Pêche	Salade de haricots rouges aux épices Blettes et haricots plats Lieu jaune Tomme de Savoie Compote de pommes
3	Poireau vinaigrette Steak haché, Polenta Reblochon Compote de rhubarbe	Gaspacho Gnocchis Brochet en papillote sauce au yaourt à la grecque, Framboises
4	Salade de concombre Paupiettes de veau Fèves et épinards Saint-Félicien, Cassis	Salade frisée Tomates farcies à la semoule et feta Faisselle nature Pêche blanche
5	Salade de betteraves à la feta Œufs brouillés aux tomates Coquillettes Brugnon	Salade de pommes de terre et maquereau Aubergines farcies à la dinde et riz Petits suisse nature, Pêche
6	Salade de haricots verts Blanc de poulet Risotto à la Milanaise Parmesan Prune	Soupe glacée de carottes au cumin Penne au thon basilic et tomates Yaourt brassé nature, Mirabelles
7	Lapin au thym Asperges tièdes Quinoa rouge et noir Sainte-Maure de Touraine Melon	Radis roses Lasagnes aux poivrons, aubergines et mozzarella Figues

Automne / Hiver

Jour	Déjeuner	Dîner
1	Velouté de potiron au lait de coco Poulpe grillé Poireaux, pommes de terre Brie de Meaux Banane	Salade d'endive Carottes au quinoa Crème pâtissière maison Kiwi
2	Salade de chou chinois Poulet à sauce moutarde et yaourt Riz aux pignons Ananas	Salade de riz Lapin à l'estragon Chèvre frais Papaye
3	Cœurs d'artichaut Boulettes de viande de bœuf Topinambour et ratte du Touquet Salers, Poire	Salade de pommes de terre et lentilles Saumon à l'aneth et fenouil braisé Petit-suisse nature Pamplemousse
4	Radis Veau marengo Gratin de brocolis au gruyère Prune rouge	Velouté de châtaignes Harengs à l'huile Yaourt de chèvre Clémentine
5	Salade verte et noix Jambon blanc Carottes et riz Ossau-iraty Litchi	Carpaccio de betteraves et pomme Cannellonis à la tomate Ile flottante maison
6	Salade de pousses de soja Filet mignon Haricots verts extra-fins et petits pois Fromage blanc nature Mangue	Truite fumée à l'aneth Soupe de crosnes, pomme de terre et panais Morbier Litchi
7	Avocat Steak haché Julienne de légumes au blé Rocamadour Kaki	Soupe de cresson Grondin rouge au riz et lait de coco Yaourt nature Pêche de vigne

Je note

Je pense à :

Noter :

Mes progrès..

....

Mes changements..

....

Mes difficultés..

....

qui seront mes objectifs à surmonter la semaine prochaine.

- Reporter également mon poids ou continuer à me prendre en photo si j'avais choisi cette option au départ ;

- Alléger mes sauces : je prends de la crème fraîche allégée de 5 à 15 % de MG ou du fromage blanc 0 à 20 % MG ;

- Alléger ma vinaigrette en limitant le nombre de cuillères d'huile.

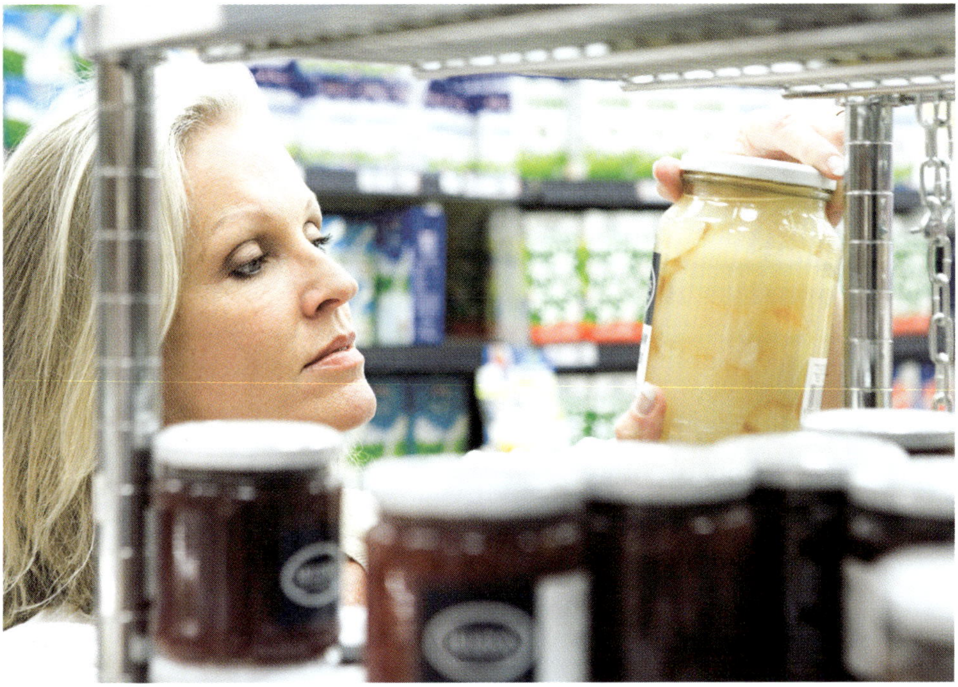

Objectifs à reporter dans votre journal de bord :

1 ....

....

2 ....

....

3 ....

....

Bonus : ....

....

Cuisiner ses propres plats

« Cuisiner, c'est une mélodie que l'on déguste par la bouche. »
Gioachino Rossini

J'apprends

Cette semaine, l'objectif est de vous organiser afin de cuisiner et de réaliser vos plats et vos recettes comme celles proposées ci-après.

Vous pouvez préparer un maximum de plats le week-end et en congeler tout ou une partie pour la semaine. Vous serez ainsi moins tenté(e)s de faire décongeler une pizza ou de vous faire livrer de la nourriture « fast-food ».

Pourquoi cuisiner ses propres plats ?

Les plats industriels préparés contiennent beaucoup trop d'eau, de sel, sucre et « mauvaises graisses ». Ces plats qui peuvent être une aide de temps en temps en dépannage ont malheureusement tendance à devenir une habitude par facilité et confort. C'est ainsi que vous ingurgitez plus de sel, de sucre, de matières grasses saturées que vous ne devriez car ils sont bien souvent cachés dans des plats où vous ne vous attendriez pas à les trouver.

De plus, ils coûtent souvent chers ! Regardez-vous les prix au kilo quand vous achetez ces plats cuisinés ?

Enfin, les quantités proposées sont souvent inadaptées, en excès ou à l'inverse insuffisantes dans certains cas. Pour faire partie intégrante d'un repas équilibré, ces plats industriels tout prêts doivent être accompagnés de légumes et fruits frais, et, éventuellement d'un produit laitier.

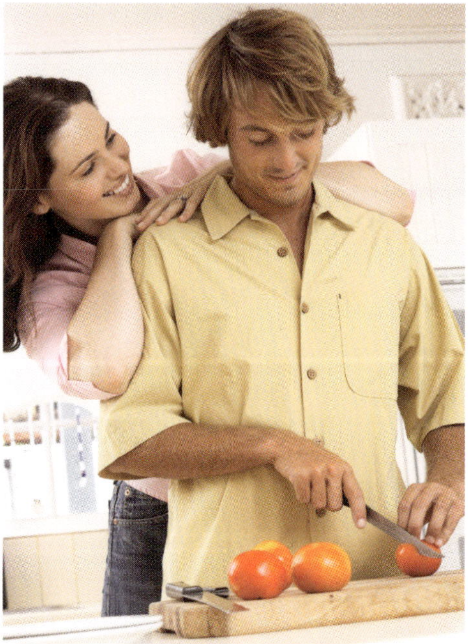

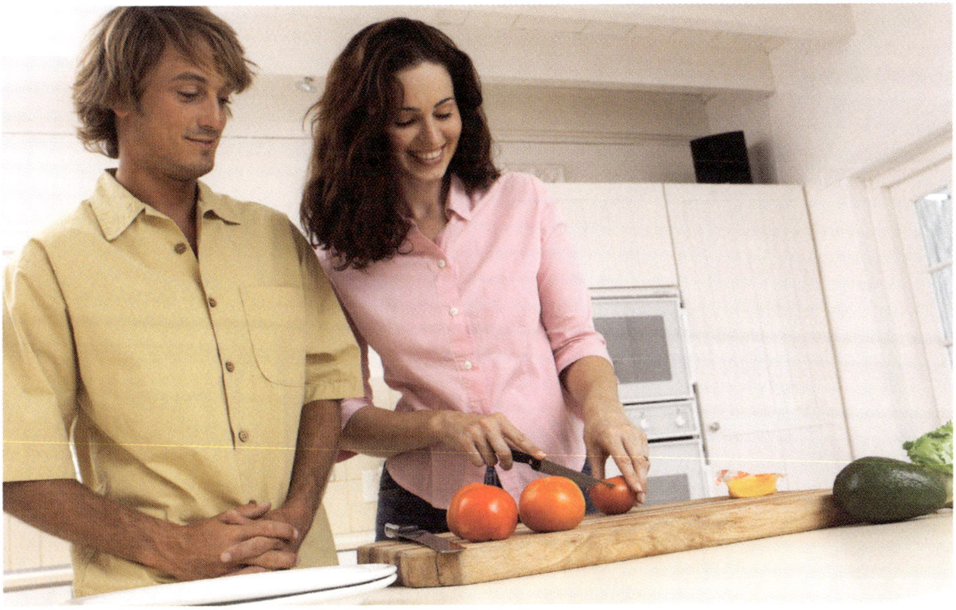

En effet, ils sont souvent composés de féculents et légumes cuits et d'une source de protéines animales.

« Fast-food » signifie littéralement « nourriture rapide ». Mais rien n'est plus rapide que de manger une tomate, une carotte, une pêche, un abricot ! Cuisiner présente de nombreux avantages :

- Contrôler ce que vous mettez dans vos recettes ;
- Utiliser les ingrédients qui vous conviennent en quantité recommandée selon votre cas ;
- Initier et partager un moment d'échanges en famille ;
- Découvrir de nouvelles possibilités de repas ;
- Limiter votre sédentarité en vous activant en cuisine.

Vous n'êtes pas obligé(e) de vous lancer tout de suite dans la réalisation de la pâte brisée si vous souhaitez réaliser une tarte aux pommes ! Commencez petit à petit.

Vous voulez cuisiner mais vous n'avez pas trop de temps :

- Utilisez les aides culinaires comme les pâtes à tarte déjà prêtes (mais dans ce cas sans graisses hydrogénées) et utiliser le plus possible des fruits et légumes frais,
- Prenez des sachets de céréales et légumineuses déjà cuites, les conserves de légumes au naturel comme les bocaux.
- Pensez aux surgelés pour les denrées brutes qui sont bien pratiques pour réaliser une recette, une tarte ou un

coulis de framboises en hiver, même s'il est préférable de consommer les fruits frais et de saison.

Les recettes que vous trouverez cette semaine sont faciles à faire et doivent vous permettre de cuisiner. Elles s'adaptent à tous les niveaux en cuisine avec des options pour les débutants et pour les plus experts en cuisine.

Cuisiner c'est aussi savoir accommoder les restes : le poulet du week-end se retrouve dans une salade le lendemain, les pâtes peuvent se manger froides en entrée avec des tomates, le coulis de fruits rouges en nappage dans un yaourt au petit déjeuner.

Cuisiner et alléger ses pâtisseries maison

Alléger c'est mettre moins de tous les ingrédients d'une recette mais surtout en manger moins.

Moins de calories : c'est possible en réduisant le sucre car les recettes sont souvent très et trop sucrées.

Il ne faudrait pas dépasser les 25 à 40 g maximum de sucre par personne sachant que pour une pâtisserie 6/8 g de sucre dans un dessert maison (s'il y a une garniture sucrée ou à base de chocolat) sont suffisants. 3 options :

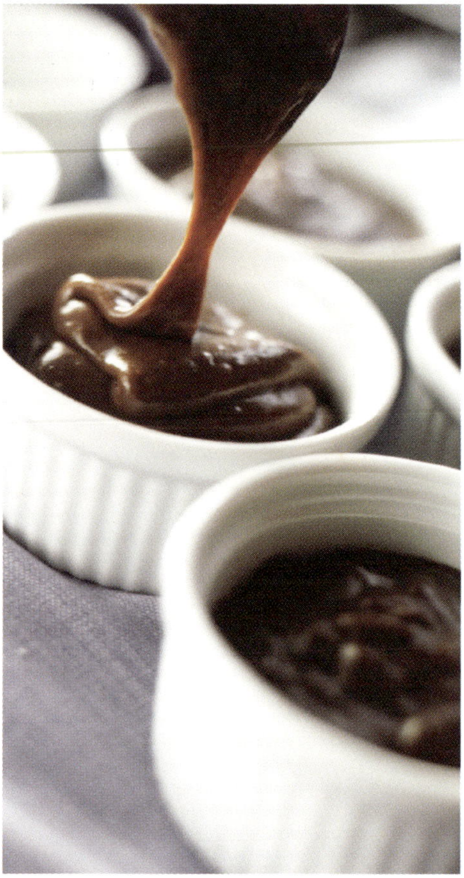

- réduire les quantités de sucre de la recette
- prendre un sucre avec un pouvoir plus sucrant
- astuce : remplacez le chocolat noir pâtissier par de la poudre de cacao non sucrée permet de mettre moins de chocolat et d'alléger en sucre et matières grasses tout en conservant un goût très fort en chocolat et de bénéficier aussi des atouts nutritionnels du cacao (magnésium, fer).

Recettes pour le déjeuner

Gratin de carottes au graines de cumin et carvi

4 personnes

Ingrédients :

- 800 g de carottes,
- 300 g fromage blanc de brebis 0 % MG,
- 75g de fromage de chèvre frais
- 300 ml de lait écrémé,
- sel, poivre, graines de cumin et de carvi, persil frais.

Préparation :

- Préchauffez le four à 180°C
- Nettoyez et râpez les carottes que vous mettez dans un grand plat.
- Mélangez le fromage blanc, le lait, le cumin et les graines de carvi, le sel, le poivre, et le fromage de chèvre frais.
- Versez sur les carottes et faîtes cuire au four thermostat 6 environ 30 minutes. Servez avec du persil frais ciselé.

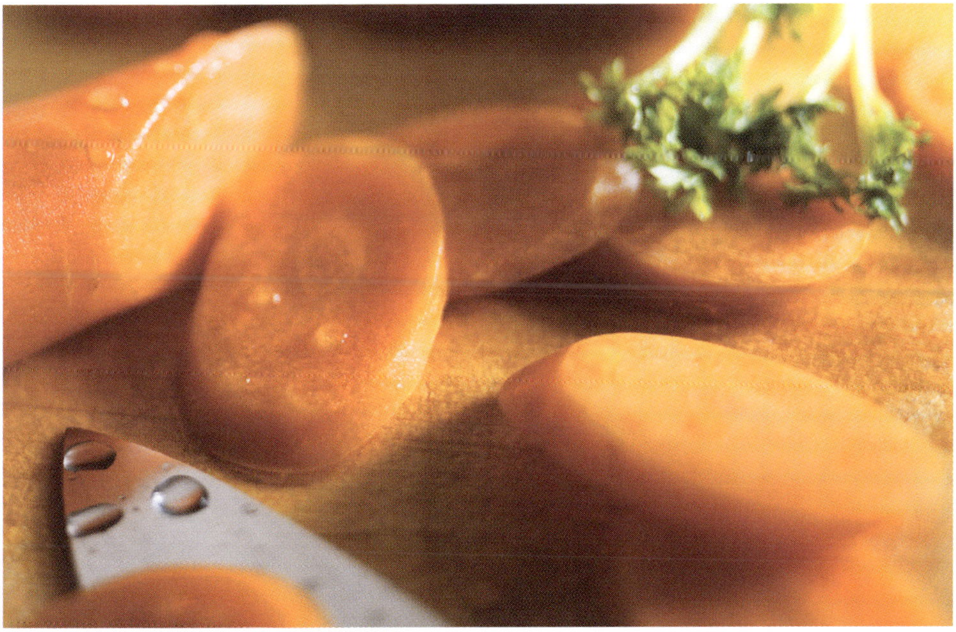

« Pain » de légumes du soleil

4 personnes

Ingrédients :

- 400 g de légumes mélangés (courgettes, poivrons, aubergine, tomate...),
- 1 gousse d'ail,
- 60 g de fromage blanc 0 % MG,
- 10 g de poudre de lait écrémé,
- 4 œufs moyens,
- persil,
- sel, poivre.

Préparation :

- Préchauffez le four thermostat 180°C
- Faites cuire les légumes coupés en cubes et l'ail dans une poêle sans matière grasse
- Mélangez les œufs, le fromage blanc, la poudre de lait, le sel et le poivre.
- Ajoutez les légumes et versez la préparation dans le moule et laissez cuire 20 minutes environ au four thermostat 6. Servez avec du persil.

Mousse allégée au chocolat noir

4 personnes

Ingrédients :

- 4 blancs d'œuf,
- 400 g de fromage blanc 0 % MG,
- 2 cuillères à soupe de miel ou de sucre de canne non raffiné,
- 4 cuillères à soupe de poudre de cacao dégraissé non sucré,
- 1 pincée de sel.

Préparation :

- Mélangez le fromage blanc, le cacao et le sucre de canne ou le miel.
- Montez les blancs en neige avec la pincée de sel et incorporez délicatement au mélange précédent.
- Remplissez 4 jolis récipients individuels et mettez au froid 2 heures.

Recettes pour le dîner

Ratatouille aux œufs brouillés

4 personnes

Ingrédients :

- 320 g d'aubergine,
- 280 g de courgettes,
- 120 g de poivrons rouge et vert,
- 80 g d'oignons,
- 400 g de tomates,
- 1 gousse d'ail,
- 8 œufs moyens,
- sel, poivre, basilic, thym, laurier.

Préparation :

- Faites cuire à l'étouffée les légumes, l'ail et l'oignon coupés en gros morceaux dans une poêle pendant 40/45 minutes
- Ajoutez le sel et le poivre
- 10 minutes avant de servir, cassez les œufs dans un bol et battez-les en omelette
- Ajoutez les œufs dans la ratatouille jusqu'à obtention d'une consistance de mayonnaise épaisse
- Servez aussitôt avec un riz nature et du basilic frais ciselé.

Poulet à la moutarde ancienne

4 personnes

Ingrédients :

- 4 cuisses de poulet sans la peau,
- 120 g de fromage blanc 0 % MG,
- 4 cuillère à soupe de moutarde à l'ancienne, sel, poivre, estragon.

Préparation :

- Préchauffez le four thermostat 6-7.
- Enlevez complètement la peau du poulet.
- Mélangez le fromage blanc et la moutarde et ajoutez le sel et le poivre
- Chemisez les cuisses de poulet sans peau avec cette sauce et mettez dans des papillotes individuelles.
- Faites cuire au four 30 minutes environ à 180/210°C. Servez avec de l'estragon ciselé.

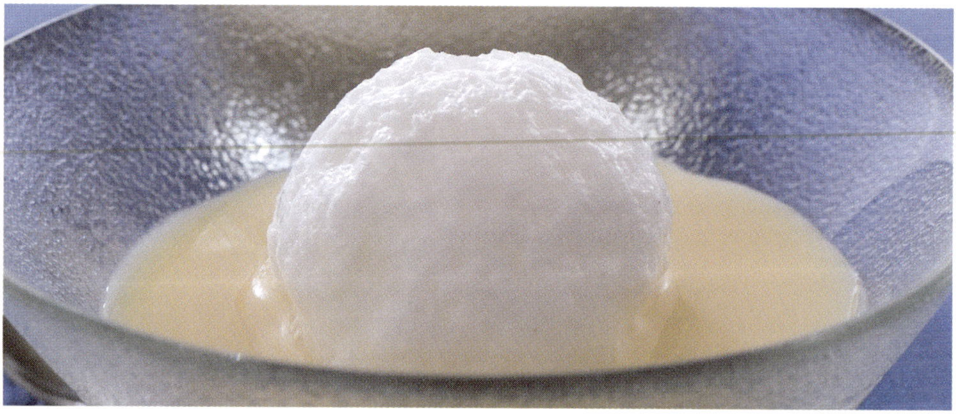

Œufs à la neige

4 personnes

Ingrédients :

- 4 œufs moyens,
- 500 ml de lait ½ écrémé
- 2 cuillères à soupe de sucre de coco ou de miel de lavande,
- 1 cm de gousse de vanille,
- un brin de lavande.

Préparation :

- Faites chauffer 3/4 du lait avec la vanille fendue jusqu'à frémissement.
- Séparez les blancs des jaunes que vous battez avec le sucre de coco ou le miel de lavande.
- Versez le lait frémissant sur les bords du récipient contenant les jaunes. Bien mélanger.
- Mettez ce mélange dans une casserole sur feu doux et faites épaissir en remuant sans cesse et sans faire floculer la crème.
- Montez les blancs en neige avec une pincée de sel.
- Formez des quenelles régulières et les cuire dans une grande casserole d'eau frémissante environ 45-60 secondes de chaque côté.
- Bien égoutter les quenelles cuites pendant quelques minutes
- Servez la crème anglaise avec les œufs en neige et décorez avec les grains de lavande.

Cuisiner les saisons

Consommer des légumes et fruits de saison présente de nombreux atouts : ils ont de meilleures propriétés nutritionnelles et gustatives car ne sont pas forcés sous serre et sont cueillis à maturité. Ils respectent l'environnement car ils ne sont pas importés et donc engendrent moins d'émissions de gaz à effet de serre dues au transport. Ils sont normalement moins chers car il n'y a pas de surcoût pour une production artificielle et/ou une importation.

Retrouvez le tableau des saisons des fruits et légumes en annexe A3. Les respecter est donc bon pour votre santé, votre porte-monnaie et pour la planète.

Même pour les poissons, il est question de saison. Ainsi, les poissons sont plus riches en oméga-3 s'ils sont pêchés en été. Par exemple, la sardine contient 10 fois plus d'oméga-3 à longue chaîne, en été qu'en hiver ! Une règle qui s'applique à la plupart des poissons. Saviez-vous que les fromages aussi ont leur saison ?

Printemps :

- Poissons et fruits de mer : brochet, chinchard, coquille st jacques, dorage grise, églefin, homard, hareng, maquereau, lieu noir, merlan, saint pierre, sardine, tourteau, thon blanc…
- Produits laitiers : bleu d'auvergne, broccio, cabecou, pouligny st pierre, tomme de Savoie, morbier, époisses, livarot, ..

Eté :

- Produits laitiers : abondance, crottin de chavignol, chabichou, langres, mont d'or, ossou iraty, rocamadour, salers, sainte maure de Touraine, valençay…
- Poissons et fruits de mer : calmar, colin, coque, grondin rouge, langoustine, moule de bouchot, rouget barbet, tacaud, tourteau breton….

Automne :

- Poissons et fruits de mer : bar de ligne, bulot, huitres, palourde, congre, coquille st jacques…
- Produits laitiers : brillat-savarin, roquefort, broccio, cancoillotte, chaource, morbier….

Hiver :

- Poissons et fruits de mer : dorade grise, grondin rouge, poulpe, sole…
- Produits laitiers : beaufort, époisses, munster, mont d'or…

Je mange Retrouvez les recettes **en gras** aux pages 53-55

Printemps / Été

Jour	Déjeuner	Dîner
1	Taboulé aux 2 persils Lotte à l'ail en chemise Courgettes à la ricotta Nectarine	Melon Penne au basilic et aux tomates fraîches **Mousse allégée au chocolat noir**
2	Salade de maïs vinaigrette Omelette à la ciboulette Carottes-pommes de terre Boulettes d'Avesnes Brugnon	Salade de fèves à la menthe Saumon grillé Tombée de fenouil et anis Tapioca aux abricots frais Abricots
3	Salade cresson aux noix Steak Polenta Fromage blanc de chèvre Myrtilles	Salade de lentilles et chèvre frais **Ratatouille** **et œufs brouillés** Pêche
4	Concombre Roti de veau Fèves et petits pois Fromage blanc nature Prunes	Quiche jambon emmental épinards Laitue Pastèque
5	Salade de tomates et crevettes Lentilles tièdes à l'estragon **Œuf à la neige** Fraises des bois	Asperges vinaigrette Chinchard, Quinoa Yaourt nature Fraises à la menthe
6	**Gratin de carottes** **au carvi** Rumsteck grillé Panisse Melon	Poivrons grillés Coco de Paimpol et tomates séchées Batavia Selles sur cher Reine-claude
7	Moules de bouchot Purée de pomme de terre muscade Broccio Salade de fruits rouges	**Poulet à la moutarde ancienne** **Pain de légumes du soleil** Riz basmati Mirabelle

Automne / Hiver

Jour	Déjeuner	Dîner
1	Céleri et chèvre frais Saumon et épinards en paillote Riz Mandarine	Œufs cocotte Pates papillons aux brocolis Yaourt nature Grenade
2	Salade de chou blanc Gratin de salsifis et jambon Fromage blanc Raisin	Soupe de cresson et pomme de terre Dorage grise et oseille Laguiole Clémentine
3	Carpaccio de Saint-Jacques Galettes de sarrasin œuf épinards Salade d'endives Yaourt brassé nature Goyave	Soupe de courge Cote de porc Polenta et Salsifis Litchi
4	Endive au jambon Gratin de pomme de terre Pamplemousse	Poireaux en vinaigrette Tarte aux oignons broccio et oseille Brie de Melun Figues
5	Salade de mâche Blanquette de veau Riz aux carottes Munster Kaki	Carottes râpées Colin aux pommes de terre et aux brocolis Roquefort Poire pochée à la badiane
6	Tartare d'avocat Lentilles Saucisse de Morteau Saint-Nectaire Banane	Soupe de poireaux Riz aux crevettes et soja Salade de pissenlit Yaourt nature Kiwi
7	Salade de haricots blancs Omelette Épinards Pouligny Saint-Pierre Orange	Champignons à la grecque (tout prêt) Salade de pommes de terre et thon Petit-suisse nature Ananas

Je note

Je pense à :

- Noter mes nouvelles habitudes alimentaires plus saines pour ma santé ;
- Inscrire mes réussites et mes objectifs atteints inscrits dans mon journal de bord ;
- Essayer de réaliser un repas avec une ou plusieurs recettes proposées ;
- À intervertir les plats du midi et du soir si cela facilite mon organisation ;
- À varier mon alimentation ;
- À contrôler mes quantités ;
- M'organiser si je déjeune dehors.

Objectifs à reporter dans votre journal de bord :

1 ....

....

2 ....

....

3 ....

....

Bonus : ....

....

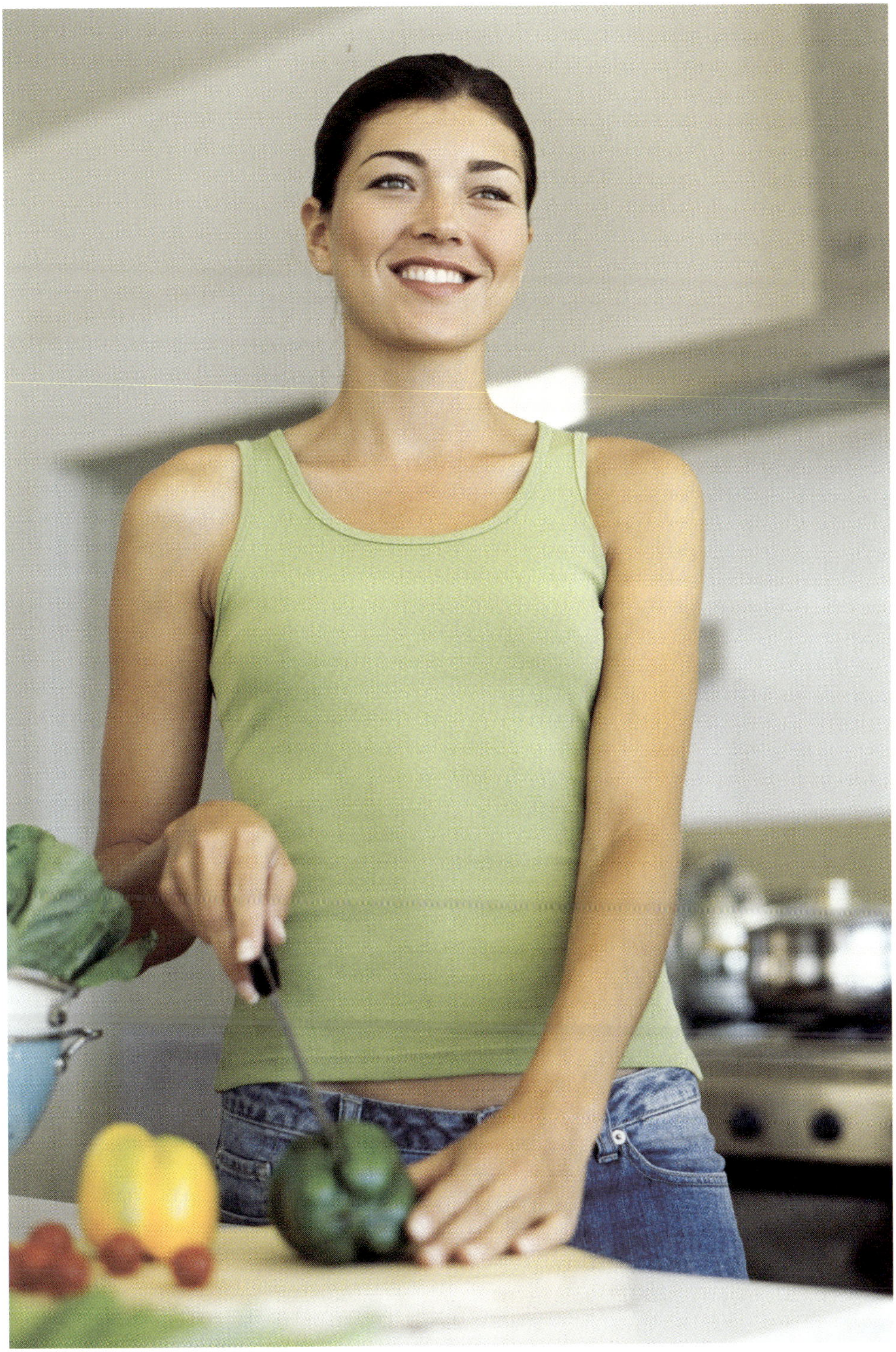

En-cas & grignotage

« Un héros est une personne ordinaire qui trouve la force de supporter et de persévérer en dépit d'obstacles écrasants. »
Christopher Reeve

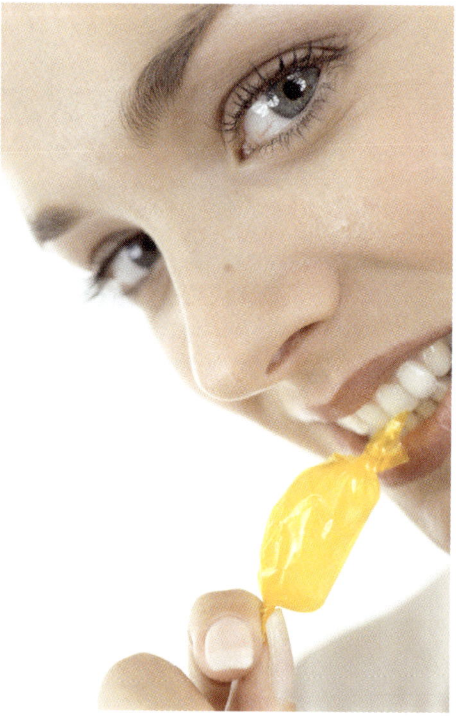

J'apprends

Les en-cas à privilégier & à éviter

Afin de ne pas succomber aux mauvaises tentations pour votre santé, tant sur le chemin de l'école, qu'au bureau ou chez vous, prévoyez votre en-cas « santé ». Plusieurs situations sont possibles :

- Si vous n'avez pas mangé votre fruit lors du déjeuner, gardez-le pour votre collation. Vous pouvez aussi l'agrémenter de quelques amandes ou de noisettes et d'un petit morceau de fromage par exemple.
- Vous avez prévu votre en-cas : c'est par exemple, un morceau de pain complet et 2 carrés de chocolat noir à 70 %.

L'en-cas équilibré n'est pas synonyme de grignotage. Un en-cas est une collation dont les apports nutritionnels contribuent à la couverture de vos besoins nutritionnels en vitamines minéraux, protéines, lipides et glucides et dont les apports énergétiques sont inclus dans vos apports quotidiens.

Le grignotage : ce sont des ingestas souvent trop sucrés et trop gras, ingérés rapidement et en grande quantité, non prévus, qui viennent s'ajouter à tous vos autres apports alimentaires de la journée. Le grignotage vous alourdit quand un en-cas pensé, réfléchi, contrôlé et équilibré vous allège l'esprit et la taille.

Les glucides

Il s'agit d'un nutriment énergétique regroupant une grande famille avec des amis et des ennemis. Les glucides complexes ou lents avec un important taux de fibres sont vos amis pour vous alléger (mais en quantité raisonnable) : les céréales complètes, les légumineuses, les féculents…

Le sucre

Le sucre doit être limité à 10 % des besoins énergétiques totaux par jour ! Ainsi une femme qui a besoin de 9600 KJ/jour soit 2296 Kcal ne devrait pas consommer plus de 56 g de sucre dans sa journée : soit 11 morceaux de sucre de 5 g grand maximum, mais 4 morceaux seraient suffisants pour s'alléger la taille.

Attention aux sucres cachés dans les sodas, les smoothies, les jus de fruits industriels, les confitures, les pâtisseries, les glaces, les yaourts aromatisés ! Le sucre en excès est responsable de l'obésité, du diabète et… des caries !

Allégez-vous et oubliez les aliments contenant : sucre, mélasse, sirop de maïs, fructose, sucre inverti, dextrose, maltose, glucose, maltodextrine, alpha D glucose...

L'index glycémique

L'index glycémique, ou IG, d'un aliment permet de mesurer le pouvoir hyperglycémiant d'un aliment riche en glucides, c'est-à-dire sa capacité à faire monter plus ou moins rapidement le taux de sucre dans le sang (glycémie), par rapport à un glucide

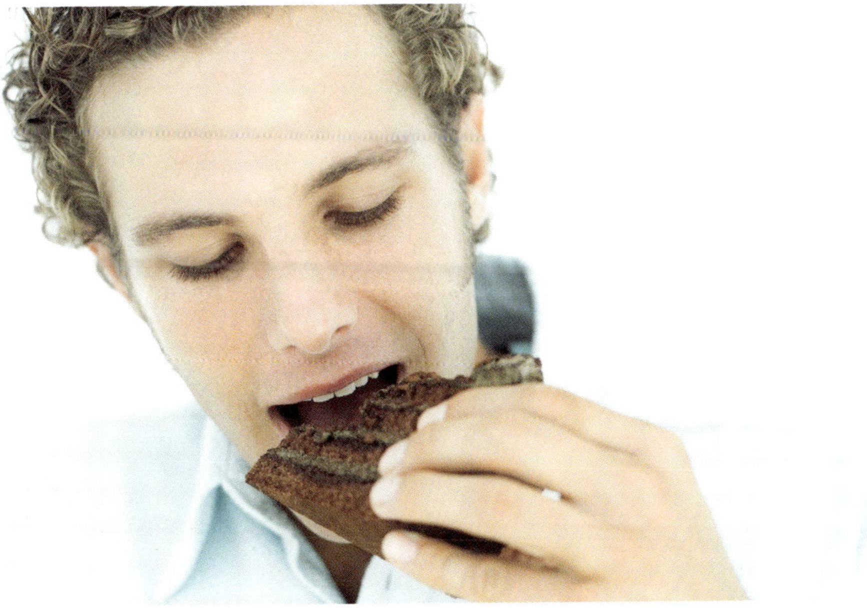

de référence. Le glucose, le sucre le plus hyperglycémiant, sert de référence, son IG est de 100. La valeur de l'IG est ainsi comprise entre 0 et 100. Un IG élevé, c'est à dire proche de 100, est donné à un glucide qui va passer rapidement dans le sang et donc provoquer une forte augmentation de la glycémie et inversement pour un IG bas.

Ce ne sont pas forcément les sucres à petits nombre de molécules (glucides simples) qui ont les IG les plus élevés. Ainsi, le riz et le pain blanc riches en amidon (glucides complexes), ont un IG élevé, ils sont rapidement assimilés par l'organisme.

Au contraire le fructose des fruits (glucide simple), passe plus lentement dans le sang, il a un IG bas.

L'IG d'un aliment varie énormément en fonction de plusieurs facteurs : le raffinage de l'aliment, le type de sucre, la température de cuisson et la préparation, la composition du repas, la présence de lipides (graisses), de protéines...

Par exemple, la purée de pommes de terre a un IG plus élevé que celui des pommes de terre cuites à l'eau ; il en est de même des carottes cuites comparées aux carottes crues. L'IG du glucose va diminuer s'il est consommé en présence de lipides.

Plus il est bas, plus l'IG est intéressant. Mais cela ne veut pas dire qu'il faut manger uniquement des aliments à IG bas car ce serait se priver de la diversité. Il faut cependant les privilégier pour vous alléger (Cf annexe A4 tableau des index glycémique).

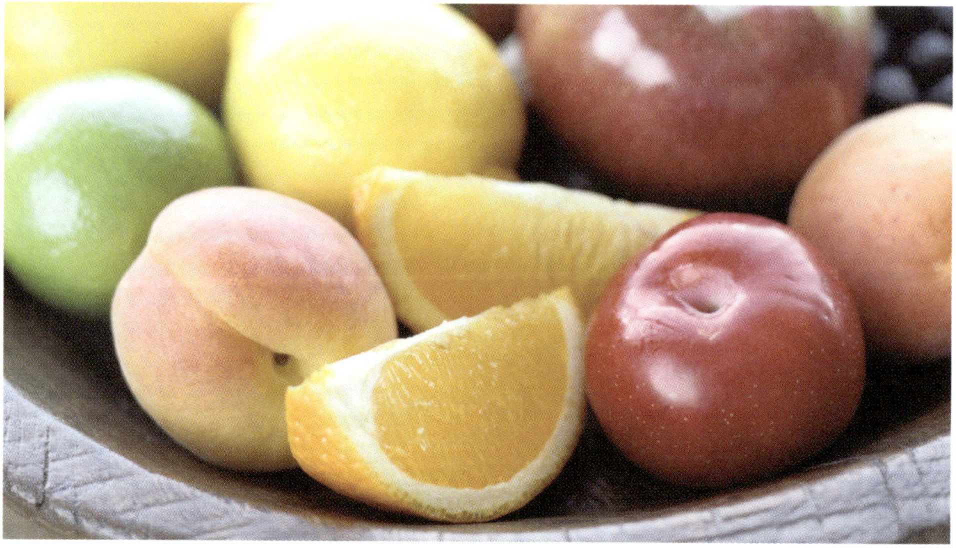

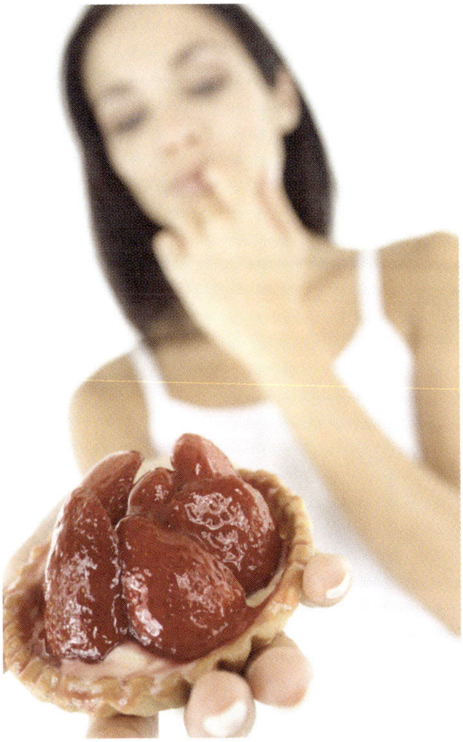

La charge glycémique

La charge glycémique est une notion récente. Elle ajoute la notion de quantité de glucides dans une portion et prend en compte l'action des fibres alimentaires des aliments sur la glycémie.

Les féculents

Cette grande famille regroupe le pain et les produits de panification (biscottes, pain grillé…), les céréales (riz, blé, orge, avoine, seigle…), les farines (riz, quinoa, châtaigne...) et les légumes secs ou légumineuses (lentilles, fèves, pois chiches, haricots secs…). Chaque groupe comprend à son tour diverses variété comme le riz avec le riz basmati, le riz rond, le riz long, le riz complet….), les pâtes tortis, papillon, linguine, lasagne, tagliatelles,... les pommes de terre mona lisa, charlotte… le maïs (en farine, polenta…)…

Pour vous alléger, vous devez en manger mais raisonnablement. Supprimer les féculents serait vous priver d'un de leurs atouts qui est de nous apporter des « glucides complexes » qui contrairement aux glucides simples des aliments sucrés (sucre, boissons sucrées, confiseries, pâtisseries, desserts lactés, etc.) fournissent une énergie que le corps est capable d'utiliser progressivement.

Profitez donc de la diversité des variétés et des formes pour apporter de la créativité dans vos repas. Enfin, consommez-les plutôt complets car les féculents sont ainsi encore plus intéressants pour la santé : les céréales complètes sont beaucoup plus riches en nutriments favorables à la santé (fibres, vitamines…). Pain, pâtes, riz : tous les principaux féculents existent sous une forme complète. Reportez-vous au tableau des équivalences pour varier votre alimentation.

Je mange

Printemps / Été

Jour	Déjeuner	Dîner
1	Salade de maïs Filets de poulet Épinards et boulgour Faisselle de brebis Pastèque	Salade de tomate concombre olive et feta Penne au basilic Laitue Figues
2	Poulet chasseur Purée courgette pommes de terre Vacherin Mont d'or Brugnon	Salade de roquette Lieu noir poché sauce au yaourt nature, riz aux haricots plats Compote de rhubarbe maison
3	Concombre Steaks Gnocchis aux épinards Fromage blanc Raisin	Tartine de crottin de chavignol Romaine Cassis et groseille
4	Saumon au citron vert Aubergines grillées et quinoa Yaourt nature Fraises	Sauté de dinde aux 3 poivrons Patates douces Tomme de Savoie Framboises
5	Salade de légumes verts croquants Sardine à la tomate Purée de céleri pommes de terre Yaourt brassé Pêche	Salade de pois chiche et tomates aux artichauts Morbier Mirabelles
6	Petite salade de tomates Riz et oseille vapeur Clafoutis maison aux cerises	Asperges vertes Lentilles au saumon et citron Bleu des causses Nectarine
7	Mesclun Chili con carne Camembert Melon	Émincé de fenouil Couscous aux légumes Faisselle nature Abricot

Automne / Hiver

Jour	Déjeuner	Dîner
1	Tarte au saumon et fromage blanc Salade de tomates cerise et roquette Poire	Salade frisée aux œufs mollets et dés de roquefort Pâtes semi complètes aux épinards Quetsche
2	Salade d'épinards frais et pommes de terre Gratin de salsifis et jambon au fromage blanc Pamplemousse	Carottes râpées aux raisins secs Dorade Brocolis et riz Chèvre frais Mandarine
3	Carpaccio de Saint-Jacques Galettes de sarrasin œufs-épinards Mesclun Petit-suisse, Mangue	Soupe de cresson Linguine au zeste de citron Blanc de poulet grillé Abondance, Goyave
4	Soupe de topinambour Côte de porc grillée aux herbes Brocolis et boulgour Faisselle de brebis nature Myrtilles	Tarte aux champignons des bois Salade mâche Livarot Figues
5	Salade d'endive Pavé de bœuf Riz aux panais et courge Munster Ananas	Petits soufflés à la carotte Maquereaux à la moutarde Gnocchi nature Kiwi
6	Boulettes d'agneau Purée de salsifis Pouligny Saint-Pierre Mandarine	Soupe de panais Salade de riz aux crevettes, soja et légumes Yaourt nature, Kaki
7	Soupe de betterave Omelette aux oignons Blettes et riz complet Neufchâtel Pomme	Champignons sauce yaourt citron Petit salé aux lentilles Pomelo

Je note

Je pense à :

- Noter combien de fois je grignote dans la journée ;

- À quel moment je grignote le plus ?

- Dans quel état d'esprit je suis quand je grignote ? Comment je me sens après ?

- Qu'est-ce que je mange dans ce cas-là ?

- Combien de fois au total par semaine ?

- Prévoir des collations équilibrées pour la semaine : par exemple : un morceau de pain et 2 carrés de chocolat noir à 70 % de cacao, des fruits oléagineux, un fruit frais ;

- Remplacer mes grignotages compulsifs par : une autre activité (lecture, sport, exercice de respiration, me brosser les dents…) ? Un en-cas plus sain ?

- Vider mon tiroir au bureau, si celui contient des bonbons pour éviter d'y succomber ;

- Mettre mes en-cas dans des sachets individuels pour les tranches de pain, les fruits secs…

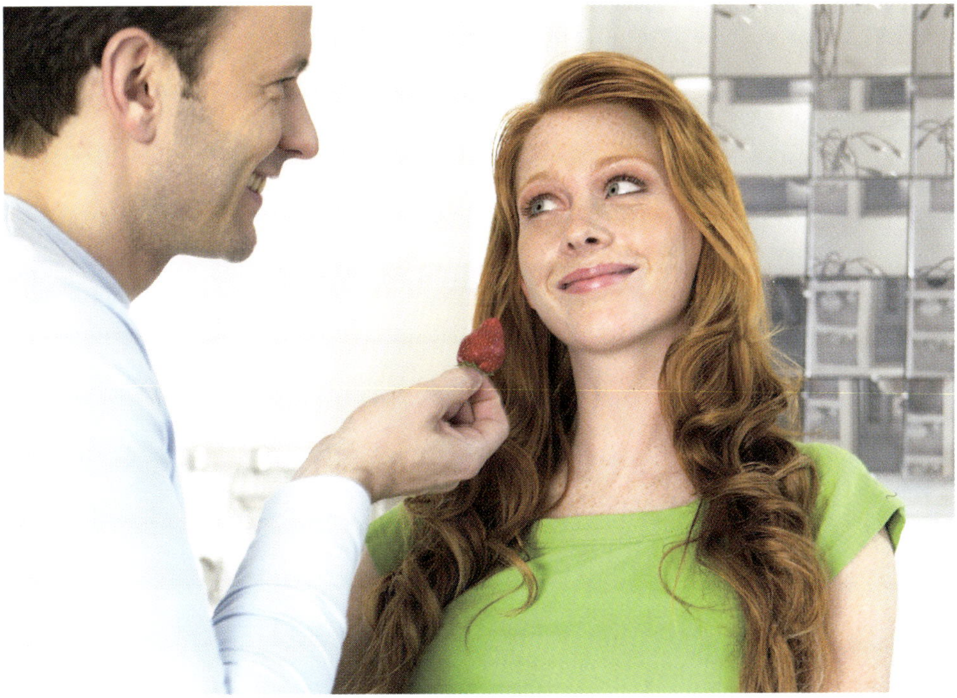

Objectifs à reporter dans votre journal de bord :

1 ....

....

2 ....

....

3 ....

....

Bonus : ....

....

Manger hors domicile

« Cuisiner, c'est l'art de transformer instantanément en joie des produits chargés d'histoire. »
Guy Savoy

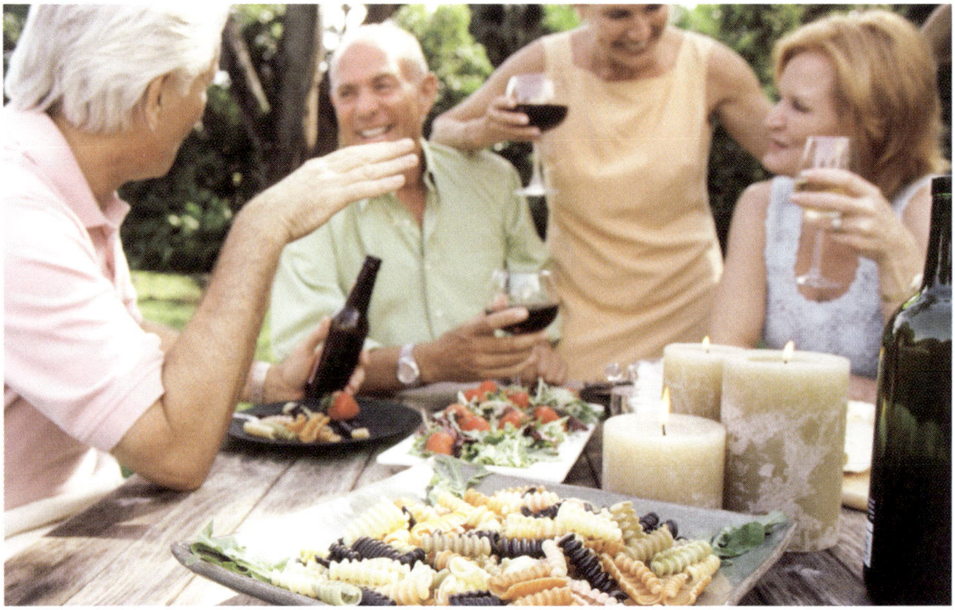

J'apprends

Le déjeuner équilibré

Le déjeuner est essentiel pour faire une pause et apporter les nutriments essentiels à votre corps après la matinée. Le déjeuner équilibré doit vous éviter le « coup de pompe » vers 16/17 heures qui, sinon, vous orientera irrésistiblement vers des aliments gras et sucrés qui ne feront que vous fatiguer davantage sans vous apporter de bons nutriments.

Si vous voulez vous alléger, évitez de sauter le déjeuner ! Efforcez-vous le midi de manger une source de glucides complexes ou lents, des protéines, des légumes, un laitage et un fruit.

Composition du déjeuner

- 1 à 2 portions de légumes : en crudités et/ou accompagnement du plat principal…
- 1 portion de viande, du poisson ou des œufs ;

- des féculents : pain complet, riz, pomme de terre au four, pâtes, lentilles… en quantité limitée ;
- 1 portion de produit laitier : fromage (30/40 g), yaourt, fromage blanc…
- 1 fruit de saison en dessert : en quartier, en compote… ;

Et bien-sûr, de l'eau à volonté : c'est la seule boisson indispensable.

Les pièges du déjeuner

Attention : le déjeuner peut aussi être source d'apports énergétiques trop importants au vue de l'offre alimentaire disponible dans nos pays. Soyez donc raisonnable !

Vous mangez à l'extérieur :

Vous préparez votre déjeuner qui sera pris à l'extérieur. Si vous n'aimez pas cuisiner, vous pouvez commencer par des recettes simples, faciles et courtes comme celles proposées dans le chapitre précédent. Vous pouvez vous aider avec des conserves nature ou des surgelés, si vous ne voulez pas cuire les légumineuses par exemple. À vous ensuite, de les agrémenter de légumes frais, d'épices, d'aromates, d'herbes fraîches, d'huile végétale, de protéines animales. Mettez votre touche personnelle dans la préparation de vos plats ce qui vous apportera la satisfaction d'avoir confectionné votre plat.

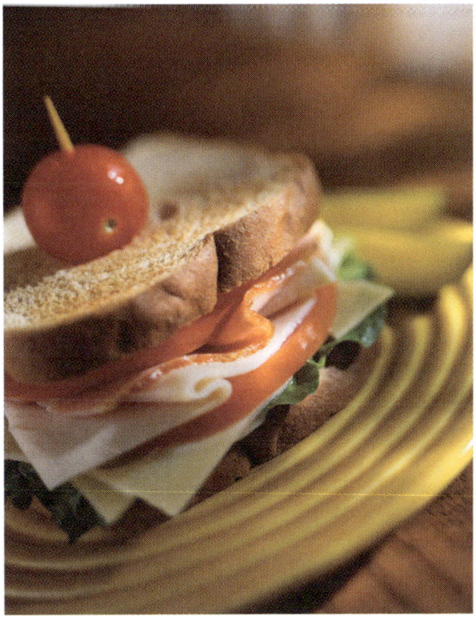

- *Vous allez au bar à salades de votre restaurant d'entreprise.* Garnissez d'abord votre salade de légumes verts cuits et crus, ajoutez des protéines végétales (légumineuses, riz ou pâtes), des protéines animales (œuf, thon, jambon, poulet sans la peau), ajoutez une ou deux cuillères à soupe d'huile végétale. Complétez votre repas avec un laitage et un fruit frais. Buvez 2 verres d'eau avant de commencer votre repas.

- *Vous décidez de prendre un sandwich à l'extérieur.* Ils sont souvent trop riches en pain, sauces, charcuteries et pauvres en ingrédients plus sains comme des protéines maigres et légumes. Si vous avez la possibilité, ne prenez qu'un demi-sandwich. Regardez les étiquettes et boudez ceux à plus de 500 calories et ceux ayant plus de 4 g d'AGS pour 100 g de produit. Complétez avec une salade de crudités, un fruit de saison et un produit laitier nature. L'idéal

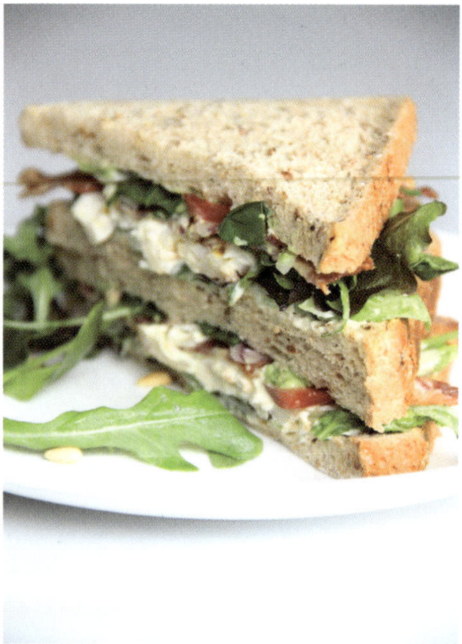

est de préparer votre sandwich avec 2 grandes tranches de pain complet ou semi-complet, des légumes, des protéines maigres, un petit morceau de fromage et prévoyez un fruit.

• *Vous êtes invités chez des amis :* soyez raisonnable et ne vous resservez pas ! Choisissez entre le gâteau ou le fromage et limitez votre quantité d'alcool. Ne cumulez pas au même repas, tous les aliments gras et sucrés au risque de vous sentir mal et alourdi.

• *Les bonnes idées : vous allez au restaurant.* Déjeuner au restaurant vous expose bien souvent à une alimentation trop importante en quantité, trop riche en graisses, sel et sucre. Pensez à l'assiette équilibrée et profitez-en pour gouter en quantité raisonnable ce que vous ne mangez pas chez vous : des moules, une galette de sarrasin, 6/8 sushis. En revanche, les quantités servies sont souvent généreuses alors même si depuis votre enfance vous avez entendu dire et répéter qu'il fallait finir votre assiette, pour une fois, oubliez ce conseil pour vous alléger !

Au restaurant, la tentation est grande de boire de l'alcool. Profitez-en aussi pour tester de nouvelles eaux minérales par exemple.

Trucs et astuces pour déjeuner hors domicile

• Soyez le ou la premier(e) à commander : cela vous évitera d'être tenté(e) par le choix des autres ;

• Commencez par une entrée : des crudités en demandant la sauce à part, des fruits de mer… Cela remplira votre estomac, réduira votre appétit et enverra les signaux de satiété à votre cerveau.

• Prenez un plat le plus équilibré possible : avec beaucoup de légumes, un peu de féculents et un peu de protéines. N'hésitez pas à faire changer la garniture en demandant plus de légumes et une petite cuillère de purée ou de riz. Généralement, les assiettes sont servies avec beaucoup de féculents, beaucoup de sauces et de viandes et peu de légumes nature.

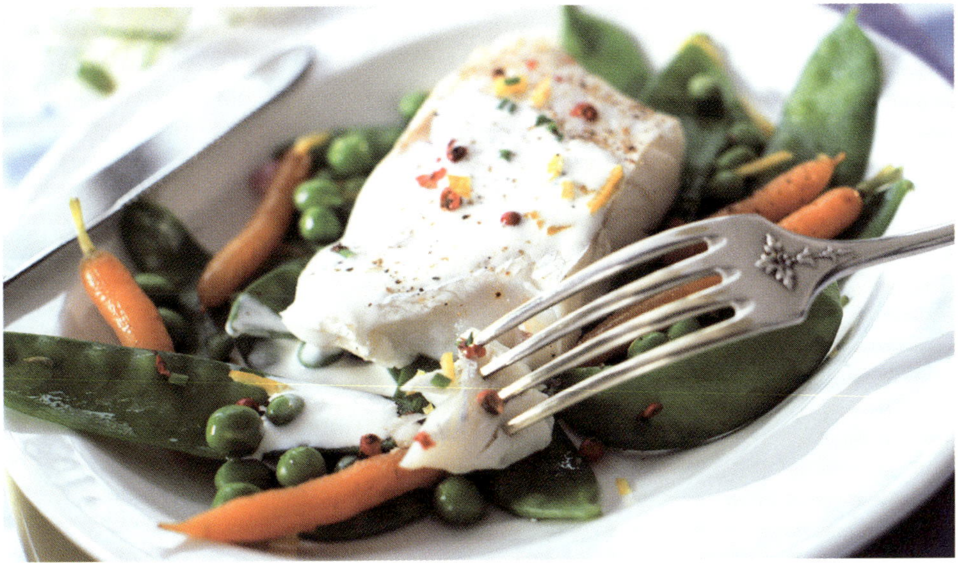

- Pour vous alléger : réduisez considérablement les plats en sauce, les fritures, les charcuteries grasses, les pâtisseries ;
- Si l'assiette servie vous semble loin de l'assiette idéale, n'hésitez pas à la partager avec d'autres convives de votre table. Pour le dessert, pensez aux fruits frais ou sinon partagez un dessert (pâtisserie, gâteau....) avec vos convives afin de réduire vos apports caloriques.
- Les faux amis : les formules « plat + dessert » qui vous limitent dans le choix de desserts « sains » ; la corbeille de pain et le sel sur la table, les cafés gourmands qui sont très caloriques car ils proposent plusieurs desserts très sucrés. Préférez une amande chocolatée ou un carré de chocolat noir pour déguster avec votre café ;
- La bouteille de vin pour la table : ne buvez pas si vous n'en aviez pas envie et sinon, limitez-vous à un verre de vin ;
- Un couscous avec semoule, pois chiches et beaucoup de légumes est une bonne association nutritionnelle ;
- Une galette de sarrasin avec un œuf ou une tranche de jambon et une crêpe compote de pomme ou au jus de citron sans sucre ;
- Une demi-pizza tomate, jambon mozzarella accompagnée d'une grosse salade verte ;
- Une petite omelette nature avec des légumes et 3/5 pommes de terre cuites à l'eau ;
- Un bol de soupe, de salade de choux et 6/8 sushis et des fruits frais ;
- Une escalope milanaise avec des légumes et un peu de tagliatelles ;

• Une demi-assiette de pâtes à la bolognaise et une salade verte.

Pensez à compenser et rééquilibrer votre dîner en fonction des manques ou des excès de votre déjeuner.

Le dîner idéal

Ce dernier repas de la journée doit donc vous permettre de rééquilibrer vos apports en fonction de ce que vous avez mangé le midi et le matin. La tentation est grande le soir de se jeter sur les plats préparés tout-faits qui sont pratiques mais aussi chers et saturés de sel, eau, graisses saturées et sucre.

L'idéal est d'avoir prévu, le week-end, des repas en les congelant ou en les ayant préparé à l'avance (des pâtes cuites, des légumineuses), ou de s'accommoder des restes du midi ou de la veille.

Pour vous alléger, le secret est encore de vous organiser pour vous préparer des repas sains mais rapides à préparer. Pour cela, pensez aux surgelés et aux conserves qui peuvent vous rendre service pour la préparation de votre repas.

Faites cuire à l'eau des poissons pendant que vous préparez les crudités. L'assiette idéale du soir est identique au déjeuner, en revanche, la viande n'est consommée qu'une seule fois par jour. Le soir, vous mettrez au menu du poisson ou des œufs.

Des idées rapides pour le soir

• Une omelette (œuf et fromage blanc) avec les restes des légumes du midi ;

• Un sachet de lentilles cuites ou de riz, boulghour que vous agrémentez de légumes crus et de protéines ;

• Un bocal de haricots blancs et une boîte de thon avec des poivrons, des tomates et des oignons rouges par exemple.

Pour limiter vos quantités

• Mangez dans des assiettes plus petites ;

• Préparez tout votre repas sur un plateau et dans plusieurs coupelles ou assiettes pour donner l'impression d'abondance ;

• Jouez sur les couleurs pour éviter la monotonie ;

• Ne mangez pas en faisant autre chose ;

• Ne vous resservez pas ;

• N'apportez pas le plat de service sur la table ;

• Prenez le temps de manger ;

• Prenez conscience de ce que vous mangez en vous concentrant sur les textures, saveurs, parfums, couleurs.

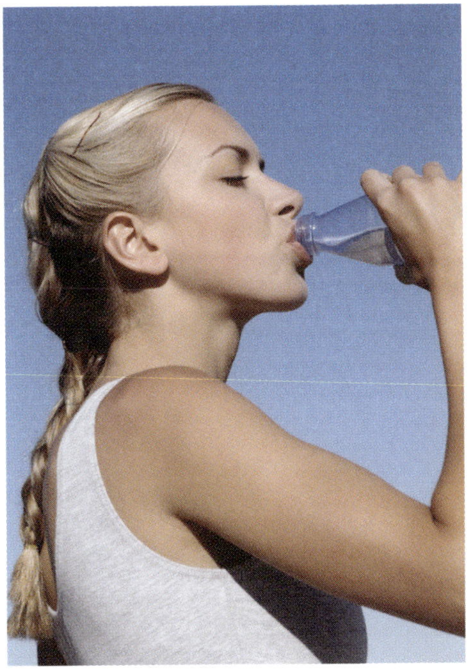

L'eau

L'eau est la seule boisson indispensable à l'organisme. Il est important de boire au moins 1,5 l d'eau par jour pour hydrater le corps et compenser les pertes hydriques quotidiennes (urines, transpiration, respiration…). Pensez à boire un petit verre d'eau toutes les heures et ce dès votre réveil.

Connaissez-vous la différence entre eaux de source et eaux minérales ?
Les eaux de sources sont des eaux d'origine souterraine, microbiologiquement saines et protégées contre les risques de pollution et embouteillées dans les zones de captage. Leur composition n'est pas nécessairement stable.

Les eaux minérales sont d'une composition particulière, parfois dotée de propriétés thérapeutiques. Le terme « eau minérale naturelle » est défini par la législation européenne et une norme Codex international. C'est une eau possédant un ensemble de caractéristiques qui sont de nature à lui apporter ses propriétés favorables à la santé.

Cette eau peut être plate ou gazeuse. Dans ce dernier cas, elle peut être naturellement renforcée au gaz de la source, naturellement gazeuse et avec adjonction de gaz carbonique ou « totalement dégazéifiée » ou « partiellement dégazéifiée ». Vous avez donc le choix des eaux ! En revanche les eaux pétillantes ou gazeuses sont souvent riches en sel : regardez l'étiquette si vous devez contrôler vos apports sodiques.

Les eaux sont composées de minéraux et leurs teneurs en minéraux (par litre) sont définies :

- Une eau est dite calcique lorsqu'elle contient au moins 150 mg/l de calcium.
- Une eau est dite magnésienne lorsqu'elle contient au moins 50 mg/l de magnésium.
- Une eau est dite sodique lorsqu'elle contient plus de 200 mg/l de sodium.

Alors buvez de l'eau mais variez vos sources selon vos besoins et vos goûts.

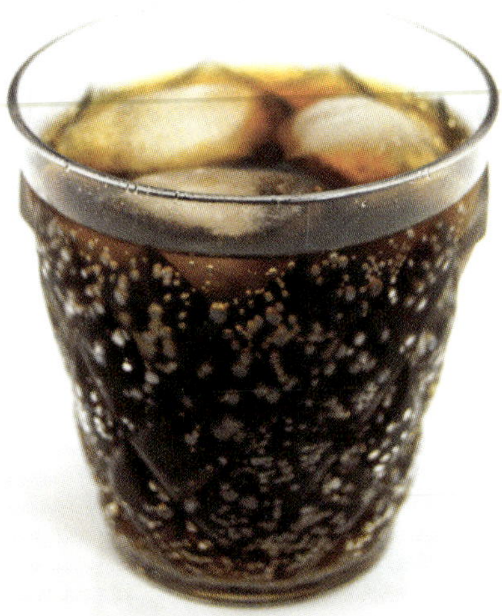

Les boissons rafraîchissantes sans alcool

Ces boissons sont le plaisir par excellence des enfants et adolescents mais aussi des adultes. Elles posent des problèmes nutritionnels surtout quand, de boissons occasionnelles, elles deviennent les boissons principales ou uniques.

Dans ce groupe de boissons, il y a les boissons pétillantes qui contiennent du sucre : ce sont les colas, toniques ou limonades. Les boissons plates comme les boissons aux fruits, thé, boissons mélangeant eau et jus de fruit, boissons de l'effort et eaux aromatisées contiennent aussi du sucre.

Dans les boissons dites "light": le sucre ajouté est intégralement ou partiellement remplacé par des édulcorants. L'apport calorique est moindre mais l'appétence pour le goût sucré est maintenue.

Vous l'aurez compris, avec 95 à 150 g de sucre par litre, la consommation de ces boissons a un impact non négligeable sur les apports caloriques quotidiens inutiles et nocifs pour votre santé.

Le saviez-vous ?

Une canette de soda
= +/-
une canette de cola normal
= +/-
une canette de jus de fruit
= +/-
25 g de sucre
soit 5 morceaux de sucre de 5 g !

Très en vogue car présentés comme des produits sains à renfort d'accroches marketing, les smoothies ont l'avantage de faire consommer des fruits et légumes à des consommateurs parfois réfractaires.

En revanche, les apports sont souvent très riches en sucre et les portions trop importantes au regard des besoins.

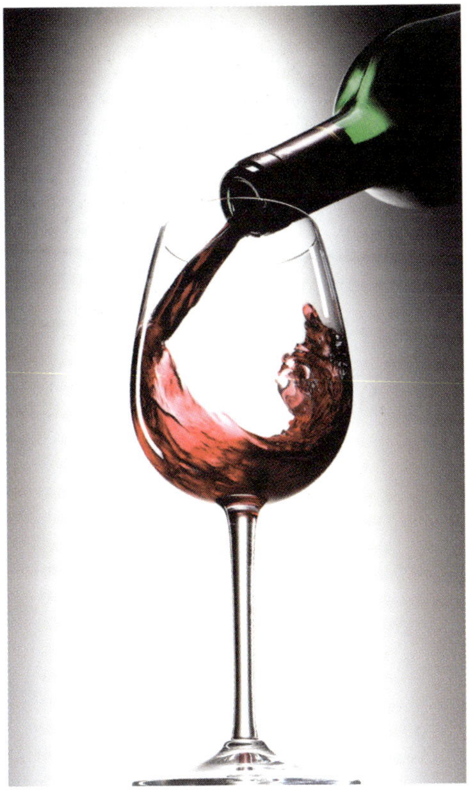

L'alcool

Que ce soient des boissons fermentées (bière, vin, cidre, poiré avec une teneur en alcool comprise entre 2 et 16 g/litre) ou une boisson obtenue par distillation ou par adjonction d'éthanol (les spiritueux, l'eau de vie, les apéritifs, le rhum… dont la teneur en alcool est comprise entre 15 et 60 g/litre), l'alcool apporte des calories « vides ».

Même si l'alcool contient des composés phénoliques surtout dans le vin rouge qui lui confèrent son pouvoir antioxydant, l'alcool contient surtout du sucre et donc des calories. Ainsi 1 g d'alcool libère 7 calories : alors faites le calcul sur les apports caloriques de votre cocktail préféré !

Accompagner votre repas d'un bon verre de vin au restaurant doit rester exceptionnel. En excès, l'alcool vous apporte facilement les 250 calories de plus par jour qui vous font prendre un kilogramme par an. De plus, aussitôt absorbé, l'alcool se diffuse presque immédiatement dans le sang (10 à 15 min après la prise si l'individu est à jeun). L'alcool a une action excitante des muqueuses digestives avec un risque, à fortes doses, de gastrite (inflammation de l'estomac).

Alors ne dépassez pas 1 à 2 verres par jour et préférez le vin aux cocktails qui augmentent la facture calorique avec les jus et sirops qu'ils contiennent. L'alcool est interdit aux enfants et aux femmes enceintes.

Le calcium

Le calcium est un minéral dont le rôle est essentiel dans la constitution et l'entretien du squelette et des dents (mais aussi coagulation sanguine, contraction musculaire et transmission de l'influx nerveux). Saviez-vous que le corps d'adulte contient de 1 à 1,2 kg de calcium dont 99 % dans les os et les dents… ?

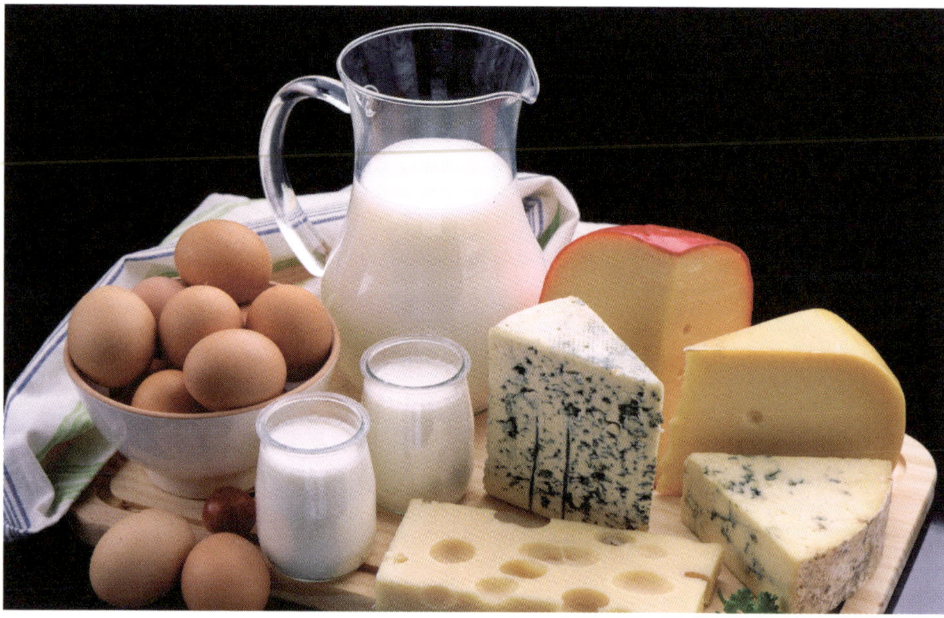

L'équilibre du calcium est vital car les carences comme les excès sont nocifs pour l'organisme, provoquant troubles digestifs spécifiques, soif intense, sécrétions d'urine très importantes, acides dans les urines, asthénie, tachycardie.

Quels sont les besoins quotidiens en calcium ?

En France, selon l'ANSES[10], les ANC varient selon l'âge, le sexe et l'état physiologique.

- +18 ans : 900 mg/jour,
- femmes +65 ans et hommes de + 55 ans : 1200 mg/jour,
- femmes enceintes, allaitantes et après allaitement : 1000 mg/jour.

10 ANSES : Agence nationale de sécurité sanitaire de l'alimentation, de l'environnement et du travail

Où trouver le calcium ?

Les produits laitiers sont la principale source de calcium : dans une journée il est donc recommandé de consommer un produit laitier à chaque repas.

Produits laitiers (pour 100 g de produit consommé)

- Les fromages les plus riches sont ceux à pâte dure cuite (parmesan, emmental...) : 1100 mg ;
- Les autres fromages (en moyenne) : 500 mg ;
- Le fromage blanc et les petits suisses (100 mg) contiennent moins de calcium qu'un yaourt de 125 g (210 mg).

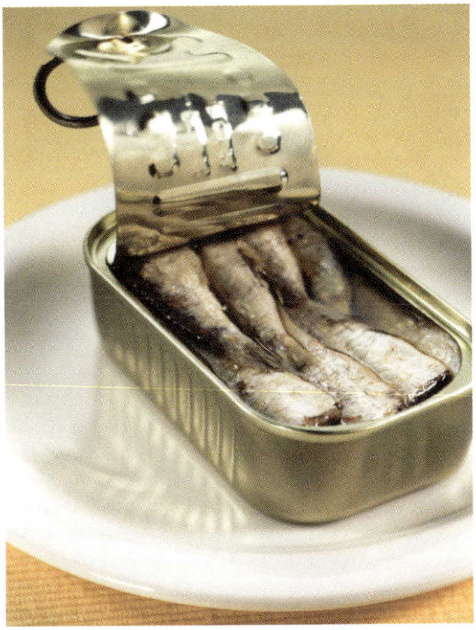

Produits non laitiers

- Sardines en conserve à l'huile d'olive avec arêtes : 798 mg ;
- Tofu ferme avec sulfate de calcium : 683 mg ;
- Noisettes : 135 mg, amandes avec peau : 248 mg ;
- Œuf à la coque : 150 mg ;
- Pain complet : 60 mg <Pain de seigle et froment : 92,5 mg ;
- Épinards cuits : 141 mg < Pourpier, mâche : 90 mg < Légumes frais : 50 mg ;
- Carpaccio de bœuf : 112 mg < Fruits de mer : 122 mg < Lapin cuit : 124 mg ;
- Légumes secs cuits : 40 mg ;
- Fruits frais : 30 mg < Cassis : 60 mg ;
- Eaux minérales : 100 à 500 mg/litre (Talians®, Hépar®, Contrex® sont les plus riches).

Pour couvrir vos besoins, pensez à :

- consommer des aliments riches en calcium bien absorbés (lait et produit laitiers) et des aliments contenant de la vitamine D qui favorise son absorption ;
- boire des eaux calciques surtout si vous limitez les laitages.

Je mange

Printemps / Été

Jour	Déjeuner	Dîner
1	Salade de tomates olivettes Saint pierre grillé Millet vapeur Tomme de Savoie Pastèque	Salade romaine Pâtes au sarrasin et courgettes Yaourt de brebis Prune reine-claude
2	Salade de haricots blancs aux poivrons Boulettes de bœuf aux épices Salade frisée Saint-Félicien Nectarine	Coques au naturel Risotto primavera Faisselle nature Framboises
3	Salade de mais Poulet aux poivrons Fèves - petits pois et haricots verts Crottin de chavignol Melon	Cœurs d'artichaut Curry de lieu jaune et riz Petit-suisse nature Salade de fruits rouges frais
4	« Pain » de courgettes Maquereaux à la moutarde Mousse au chocolat noir allégé Cassis	Artichaut Gratin d'aubergines, riz, champignons et œufs Fraises
5	Salade de poivron Sauté d'agneau Pommes de terre vapeur Saint-nectaire Pêche	Salade de haricots verts et mais Brochet vapeur Clafoutis aux cerises
6	Champignons vinaigrette Boulette de bœuf aux épices Blé et courgettes Cancoillotte, Melon	Salade romaine Tarte au thon fromage blanc épinard Groseille
7	Taboulé à la menthe Saucisse de volaille grillée Fondue de poivrons Yaourt nature Brugnon	Sardine grillée Salade de penne tomates cerise et courgettes et feta Raisin

Automne / Hiver

Jour	Déjeuner	Dîner
1	Haddock fumé et endives Riz basmati Ossau-iraty Quetsche	Soupe à l'oseille de céleri et noisettes Pâtes complètes aux épinards Crème pâtissière maison Ananas
2	Salade de chou chinois, carottes et maïs Poulet à l'ail et vitelottes Yaourt nature Banane	Soupe de poireaux Cannellonis aux épinards et parmesan Compote de pomme maison à la vanille
3	Soupe de potiron aux graines de courges Filet de lieu noir Blé et fenouil croquant Fromage blanc, Poire	Salade de brocolis et haricots cocos Œufs brouillés Pâtes au kamut Comté Raisin
4	Salade d'endives Poulet aux noix de cajou Jardinière de légumes au riz complet Pouligny saint-pierre Mangue	Soupe aux lentilles du Puy Papillotes de merlan au citron Fondue de poireaux Fromage blanc nature Prune
5	Salade de choux fleur croquant Veau marengo Pommes de terre à l'anglaise Fromage blanc nature Raisin	Salade de carottes râpées Moules marinières Gratin de coquillette à l'emmental Kiwi
6	Bar de ligne grillé Ecrasée de pommes de terre au thym laitue Chaource Pêche de vigne	Radis Lapin à la moutarde ancienne Châtaigne et cèpes Fromage blanc Mandarine
7	Salade de betteraves Chili con carne Yaourt nature Clémentine	Potage vichy Hareng à l'huile Salers, Salade de mâche Myrtille

Je note

Je pense à :

- planifier à l'avance mes sorties au restaurant et organiser mes autres repas en conséquence ;
- donner la corbeille de pain au serveur ;
- résister et apprendre à choisir : fromage ou dessert ;
- choisir ce que je n'ai pas l'habitude de cuisiner à la maison (une raie aux câpres, un navarin d'agneau…).

Je fais le point :

Est-ce que j'ai atteint mes objectifs ? ....

....

Oui ? : Et si je me félicitais ....

....

Qu'est-ce qui a été le plus dur pour moi à suivre ? ....

....

Quels sont les efforts à poursuivre pour ne pas retomber dans de mauvais réflexes alimentaires ? ....

....

Le plus facile à changer a été : ....

....

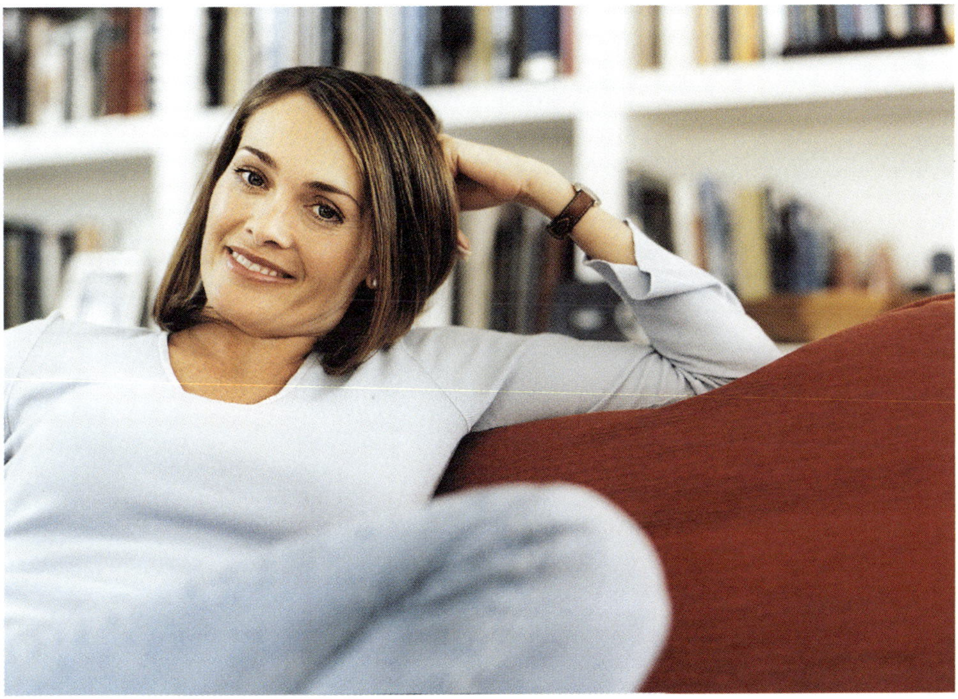

Objectifs à reporter dans votre journal de bord :

1 ....

....

2 ....

....

3 ....

....

Bonus : ....

....

Faisons le point

« Une petite impatience ruine un grand projet .»
Confucius

J'apprends

Les protéines

Les besoins
Les protéines sont constituées d'acides aminés et ont de nombreux rôles (structure, régulation de la prise alimentaire, enzymes, hormones...). Les protéines d'origine animale (viande, œuf, poisson, produits laitiers) sont dites de meilleure qualité que les protéines d'origine végétale (légumineuses, féculents, produits céréaliers). C'est pourquoi vous devez manger des protéines animales et végétales pour couvrir la totalité de vos besoins journaliers !

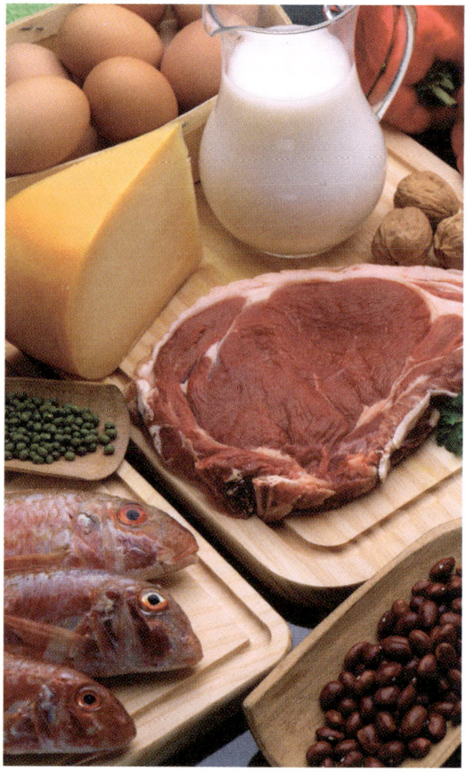

Les ANC en protéines sont de 0,83 grammes par kilo et par jour pour l'adulte. Ceci correspond à des apports compris entre 50 et 60 g de protéines par jour pour des individus de poids moyen (60 à 70 kg).

Les sources
- 20 à 30 g de protéines animales= 1 à 2 fois par jour de la viande, du poisson ou des œufs = 100 à 150 g de viande ou poisson ou œuf = 1 steak haché, 1 cuisse de poulet, 1 petite escalope de dinde, 2 tranches de jambon blanc, 1 petit pavé de saumon, 2 œufs. Des portions de 50 à 80 g sont suffisantes selon les tailles des personnes.
- 17 à 20 g de protéines = 3 produits laitiers par jour = 150 ml pour le lait (un grand verre) + 125 g pour le yaourt (un pot) + 30 g pour le fromage (1/8 de camembert).

- 17 g de protéines végétales par jour = un produit céréalier à chaque repas (pain, féculents et céréales) Les céréales et le pain apportent 8 % de protéines et les féculents 2% (en poids de produit cuit).

5 fruits et légumes, eux, apportent moins de 7 g de protéines par jour.

La vitamine C

La vitamine C est indispensable et participe à des centaines de processus : renforcement du système immunitaire, antiasthénique, production de collagène, pouvoir antioxydant (protection contre les effets négatifs des radicaux libres), régénération de la vitamine E, synthèse de la carnitine, favorise l'absorption du fer d'origine végétale… Sa carence, exceptionnelle en France, génère le scorbut.

Les besoins

Les ANC pour un homme ou une femme sont de 110 mg/jour. Une femme enceinte aura besoin de 120 mg/jour de vitamine C. Saviez-vous que les besoins des fumeurs en vitamine C sont augmentés de 10 à 20 % ?

Les sources

Acérola (cerise du Brésil) : 30 fois plus que l'orange

> Cassis, goyave : 200 mg

> Kiwi : 80 mg

> Choux (de Bruxelles, brocoli, chou blanc, chou rouge), endive, persil, oseille poivron, épinard, fenouil : 60mg

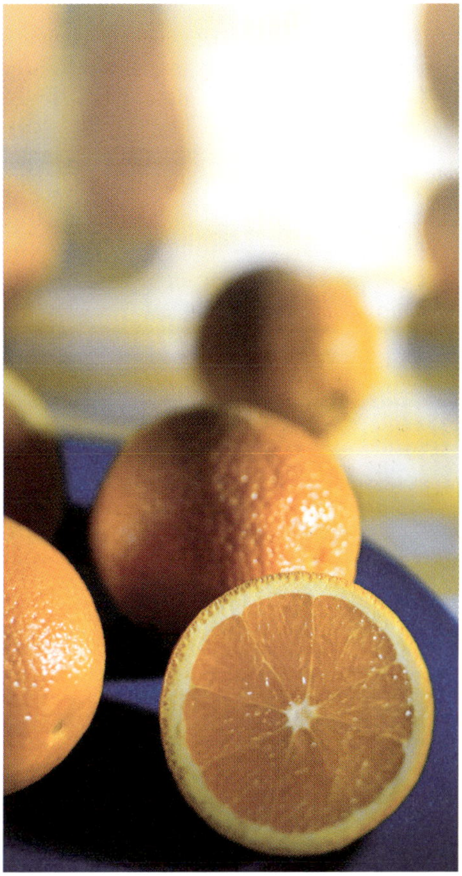

> Agrumes (orange, pamplemousse, mandarine, citron), mangue, groseille : 45mg

> Chou-fleur : 40mg

Attention, la vitamine C est très fragile et ne supporte ni la chaleur ni la lumière et est hydrosoluble ! Il est donc recommandé de boire immédiatement le jus d'orange fait maison et fraîchement pressé pour bénéficier de tous ses bienfaits et de consommer des fruits et des légumes frais car la vitamine C est détruite en partie par la chaleur.

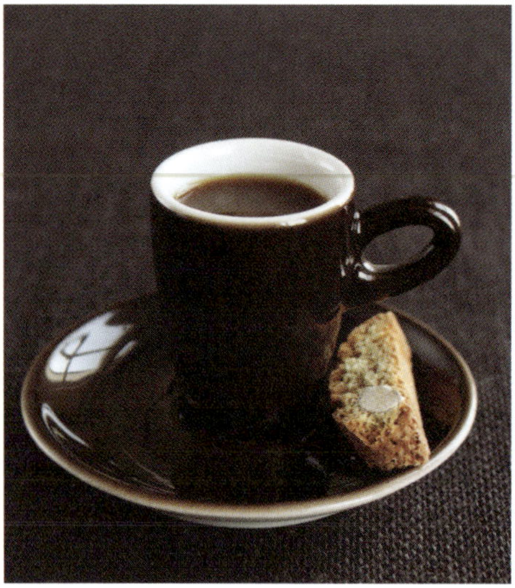

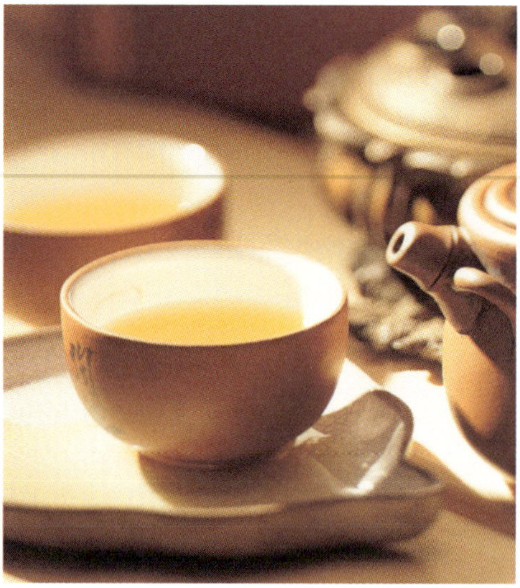

Thé ou café ?

Thé et café sont 2 boissons stimulantes qui, consommées en quantité raisonnables, stimulent la vigilance, l'attention et la mémoire et améliorent les performances physiques. Le café apporte un certain nombre de vitamines et minéraux importants pour l'organisme.

1 tasse de café fournit entre 80 et 150 mg de potassium et 3 tasses apportent 25% des ANC en vitamine B3 mais aussi des acides phénoliques aux propriétés anti oxydantes.

Une consommation modérée de café se situe à 3 tasses/jour car au-delà, la caféine accélère le rythme cardiaque et peut provoquer des palpitations. Saviez-vous qu'un café filtre contient plus de caféine qu'un café dit « expresso » ?

Le thé est une boisson par infusion des feuilles de théier et les différentes sortes de thé ne proviennent pas de différentes sortes de théier mais sont obtenues en traitant différemment les feuilles de thé.

30 à 40 % des substances solubles passent dans l'infusion en 3 à 5 minutes. Alors pour allégez la teneur en théine, jetez la première tasse de thé ! Le thé contient théine, théobromine, théophylline, oxalates, tanins, polyphénols, minéraux et vitamines B2, PP, B9, K.

Les tanins présents dans le thé et le café limitent l'absorption du fer : il faut donc limiter les tasses de thé et/ou de café bues par jour pour ne pas favoriser une carence en fer.

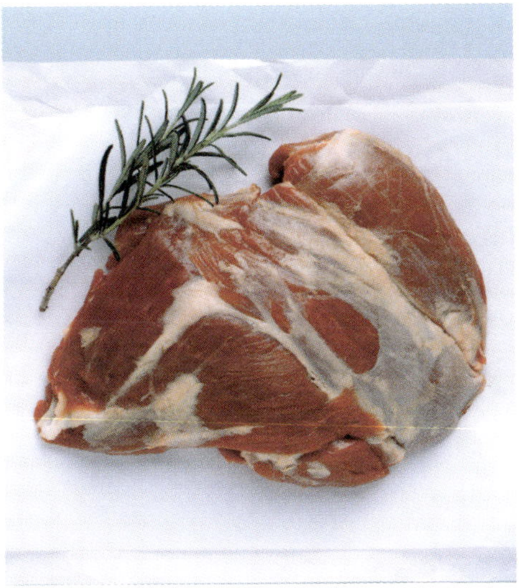

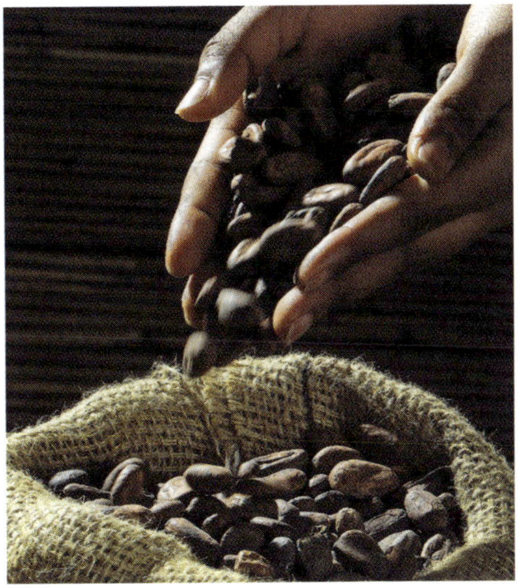

Le fer

Il existe du fer d'origine animale (viande rouge principalement) qui est bien absorbé par l'organisme et du fer d'origine végétale moins bien absorbé.

Le fer entre dans la composition de l'hémoglobine et la myoglobine. Il est donc essentiel aux transports des gaz (O2, CO2) que ce soit dans le sang (hémoglobine) et dans les muscles (myoglobine). Il intervient dans de nombreux systèmes enzymatiques notamment dans la chaine respiratoire de la mitochondrie (production d'énergie).

Saviez-vous que son absorption se faisait dans la partie haute du tube digestif ? La consommation conjointe de vitamine C mais aussi d'acide citrique favorise son absorption qui va jusqu'à 10 fois. À l'inverse, ce qui limite l'absorption du fer est le tanin présent dans le thé, le café et le vin mais aussi les polyphénols, le calcium, le zinc et les phopholipides dans les œufs.

Les sources

Animales :

abats (boudin 6,5, foie)
> viandes 3 mg
> charcuteries 3 mg
> crustacés 3 mg
> Poisson 1,5 mg
> Volaille 1 mg

Végétales :

algues 5-200mg
> levure de bière 17,5 mg
> poudre de cacao : 12,5 mg
> farine de soja : 10 mg
> légumes secs : 6,5 mg
> oléagineux : 3 mg

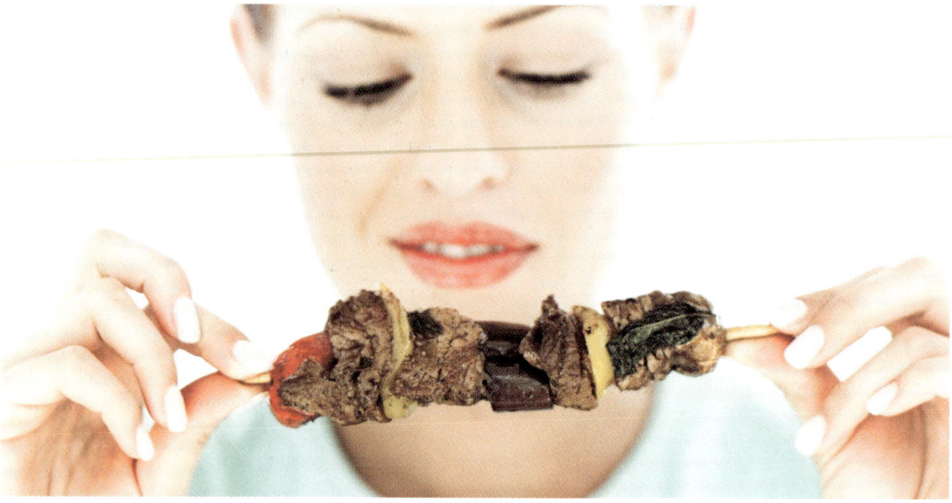

Selon l'étude Suvimax, près de 25 % des femmes qui sont en âge de procréer sont en déficit en fer. Saviez-vous que les ANC quotidiens étaient de 9 mg pour les hommes et 16 mg pour les femmes ?

Les personnes les plus exposées aux carences sont les femmes, enfants, toutes les personnes suivant un régime strict, végétariens et végétaliens et les personnes qui donnent souvent leur sang.

La conséquence majeure est l'anémie dont les symptômes sont : pâleur, asthénie, essoufflement, diminution des capacités intellectuelles car il y a moins d'oxygénation des tissus.

En excès, le fer est pro-oxydant. Il augmente le stress oxydatif et participe activement à la production de radicaux libres.

Quizz

1. Une cuillère à soupe d'huile est équivalente (d'un point de vue énergétique) à : une cuillère à soupe de crème fraîche ou une noix de beurre ?

2. Les apports quotidiens en fibres devraient être de : 10/15g ou 25/30g ou 35/40g ?

3. Citez 3 huiles riches en oméga-3

4. Quel est l'apport énergétique quotidien moyen pour une femme ? 2000, 2200 ou 1800 calories ?

5. Qu'est-ce que le tryptophane ? un acide aminé ? une vitamine ? un oligo-élément ?

6. Lequel est le plus riche en caféine : l'expresso ou le café filtre ?

7. L'index glycémique de l'avoine est de : 40 60 ou 80 ?

8. 1 g de sodium = 2,5g de sel / 0,25g de sel / 25g de sel ?

9. Maïs : légumes verts ou féculents (d'un point de vue nutritionnel)?

10. La vitamine C est détruite par le sel ? la chaleur ? la lumière ? l'air ?

11. Pourquoi choisir des fruits et légumes de saison et locaux ?

12. Une eau est dite « calcique » si elle contient du fer / des protéines / du calcium ?

13. Les haricots rouges sont-ils des féculents ou des légumes ?

14. Les poissons dit « gras » sont : saumon, églefin, cabillaud / Truite, maquereaux, sardine / Thon, rouget, colin ?

15. L'avocat c'est un fruit / légume / fruit oléagineux ?

16. L'assiette équilibrée c'est : ½ moitié de viande et ½ de féculents ou 1/3 de viande 1/3 de féculents et ½ de légumes ?

17. Citez un fruit riche en magnésium

18. L'alcool contient en moyenne combien de calories pour 100 ml bus ?

19. Le tour de taille d'une femme, pour limiter les risques de développer les maladies cardiovasculaires et métaboliques, doit-il être inférieur ou supérieur à 80 cm ?

20. 20 g de protéines animales se trouvent dans : ....

21. 150 g de féculents cuits = 2 cuillères à soupe / 6 cuillères à soupe / 12 cuillères à soupe en moyenne ?

Les réponses

1 : Les deux
2 : 25/30g de fibres par jour en moyenne
3 : Huile de lin, huile de noix, huile de colza
4 : 1800 calories
5 : Un acide aminé
6 : Le café filtre
7 : IG de l'avoine est de 40
8 : 2,4g de sodium = 6g de sel
9 : Le maïs est considéré comme un féculent
10 : La vitamine C est détruite par l'air, la chaleur et la lumière
11 : Pour la santé; le porte-monnaie et la planète
12 : Une eau est dite «calcique» si elle contient du calcium
13 : Féculents
14 : Truite/ maquereaux/ sardine
15 : Les 3 mais un fruit oléagineux d'un point de vue nutritionnel
16 : 1/2 de légume + 1/3 de féculents + 1/3 de protéines animales
17 : La Noix du Brésil
18 : 7 calories
19 : Inférieur à 80 cm
20 : 100g de viande en moyenne
21 : 6 cuillères à soupe

Je mange

Printemps / Été

Jour	Déjeuner	Dîner
1	Salade de betteraves Coquille St Jacques à la plancha Poêlée végétale et quinoa Pouligny saint-pierre Pêche	Carottes râpées Œufs aux champignons de paris Haricots verts extra-fins et riz semi complet, Yaourt nature Compote de rhubarbe vanille
2	Salade de chèvre chaud Brochettes de poulet et poivrons Boulgour Nectarine	Quiche comté poireau Salade frisée Petit-suisse nature Brugnon
3	Concombre vinaigrette et truite fumée Cresson à l'huile de noix Gâteau de semoule maison Framboises	Maïs concombre vinaigrette Salade de pâtes au poulet froid Neufchâtel Abricot
4	Taboulé Boulettes de bœuf Fèves au thym citronné Faisselle nature Poire	Salade de pomme de terre harengs Salade frisée Saint-Nectaire Orange
5	Entrecôte grillée Riz aux artichauts Yaourt de brebis nature Compote de fruits sans sucre ajouté	Soupe de haricots verts à l'ail et à l'huile d'olive Gnocchis aux champignons, sauce tomate au basilic Livarot, Mirabelles
6	Poivron grillé Escalopes de volaille Écrasée de pommes de terre au romarin Salade de fraises à la menthe fraîche	Salade de fèves Courgettes farcies au thon et au millet Langres Groseille
7	Salade de roquette Filet mignon à la sauge Carottes au quinoa croquant Petit-suisse Fraises des bois	Roulé de jambon au chèvre frais Farfalle au basilic frais Cerises

Automne / Hiver

Jour	Déjeuner	Dîner
1	Salade de céleri noix et mâche Saumon grillé Haricots verts extra-fins et blé précuit Beaufort, Poire	Salade de carottes et de pommes râpées à la roquette Jambon blanc, Risotto aux pleurotes Petit-suisse nature
2	Céleri Steak haché, Brocolis et semoule Maroilles, Mangue	Avocat et crevettes sauce citron Farfalles aux brocolis Petit suisse nature, Papaye
3	Artichauts Œufs à la coque Épinards et blé Munster Pamplemousse	Salade de betteraves et champignons de Paris Couscous au poulet Yaourt nature Kiwi
4	Salade d'endive à la fourme d'Ambert Lieu noir et fenouil braisé Blé aux herbes Mimolette Pomme	Carotte râpées Paëlla Faisselle nature Orange sanguine
5	Salade de pissenlit et dés de comté Saucisse de Montbéliard Choux de Bruxelles Purée de pomme de terre Clémentine	Soupe de potiron au sésame grillé Palourdes et bulots Quinoa et épinards Yaourt de chèvre Figues
6	Soupe de courges et feta Roti de porc haricots verts et riz Fromage blanc nature Banane	Salade de lentilles endive et truite Pouligny saint-pierre Pêche de vigne
7	Radis Côtes de veau grillées Epinards et riz Reblochon Ananas	Avocat au crabe sauce citron Tortis sauce yaourt citron Kaki

Je note

Je pense à :

- Continuer à remplir mon journal de bord toutes les semaines ;
- Poursuivre ce que j'ai réussi ;
- Maintenir mes efforts pour atteindre tous mes objectifs ;
- Repérer ce qui me plaît et me déplaît depuis que j'ai commencé ;
- Féliciter mon entourage pour son soutien ;
- Faire des « pense-bêtes» sur le frigo pour m'encourager.

Objectifs à reporter dans votre journal de bord :

1...

....

2...

....

3...

....

Bonus :...

....

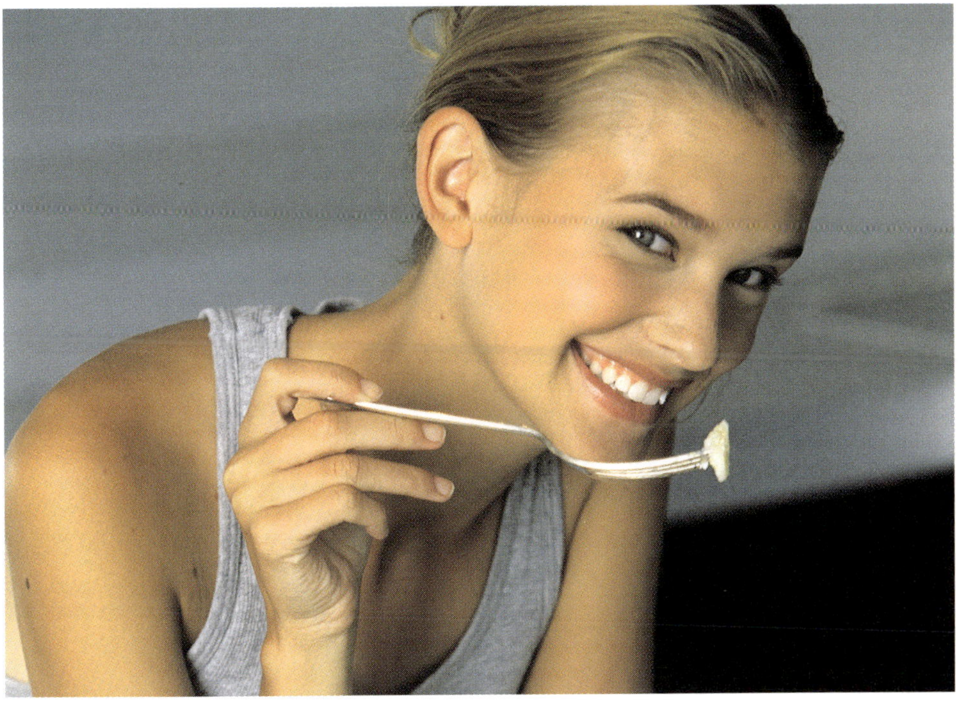

Deux ennemis : stress et sommeil

« Je portai à mes lèvres une cuillerée du thé où j'avais laissé s'amollir un morceau de madeleine. Mais à l'instant même où la gorgée mêlée des miettes du gâteau toucha mon palais, je tressaillis, attentif à ce qui se passait d'extraordinaire en moi. »

Marcel Proust

J'apprends

Avez-vous soif, faim ou envie de manger ?

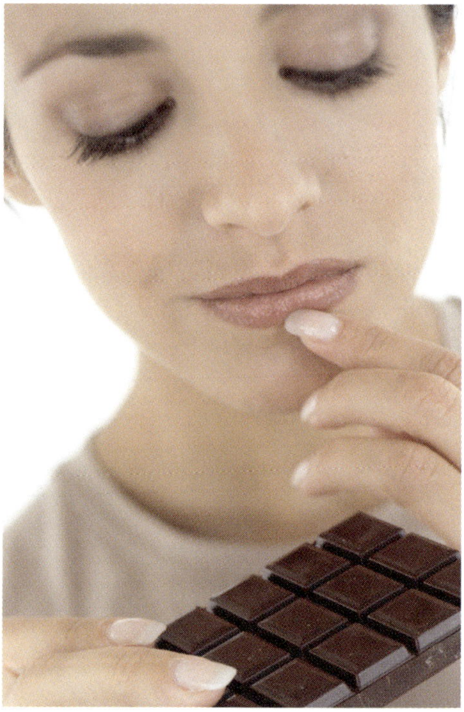

La faim est un besoin physiologique et l'envie de manger peut répondre à tout autre besoin : le stress, la tristesse, l'ennui, la fatigue, le conditionnement des horaires, pour accompagner les enfants…

Il existe deux différents types de faim la faim physiologique (l'estomac gargouille) et la faim dite « cellulaire » (baisse d'énergie et tendance à un malaise d'hypoglycémie). Les autres « faims » sont en réalité des sensations liées à un élément psychologique et sont plutôt des « envies ».

Il existe également plusieurs types d'envie : l'envie de mettre quelque chose dans sa bouche, l'envie de manger car c'est l'heure, l'envie de manger suite à un stress ou une contrariété. Cette dernière nous conduit souvent vers le réfrigérateur, le paquet de chips ou de biscuits et à avaler de façon mécanique et compulsive des aliments souvent gras et sucrés.

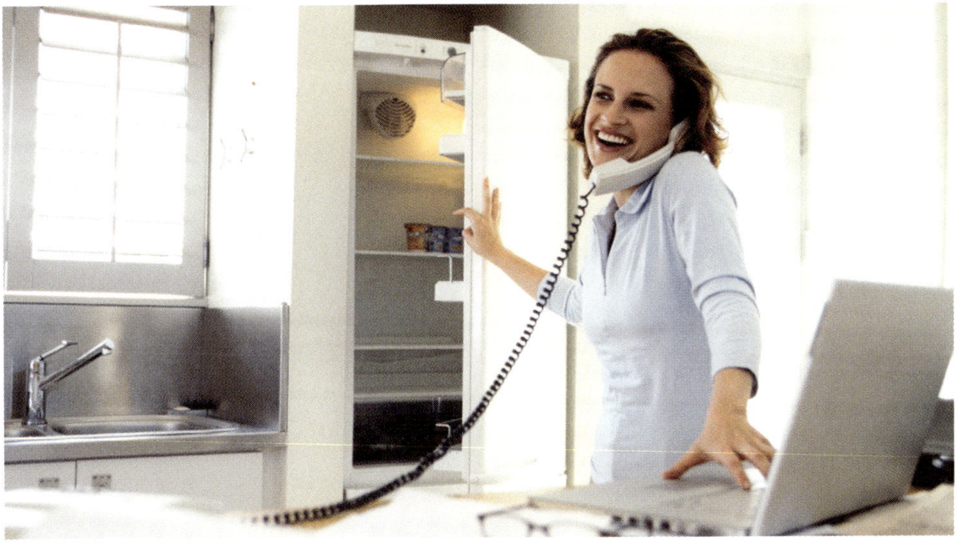

Il est important, avant d'avaler n'importe quoi, d'identifier quel est le type de faim ou d'envie que vous ressentez. Si votre réponse est une envie, sachez que la solution n'est pas dans le réfrigérateur.

Peut-être avez-vous simplement soif comme dans 80% des cas ? Buvez de l'eau dans ce cas. Qu'est-ce que vous ressentez après avoir mangé ? Une satisfaction ? De la culpabilité ? Du plaisir ? N'oubliez pas de reporter dans votre journal de bord tous vos ressentis.

Inversement, vous pouvez ne pas manger. Dans ce cas aussi, il est important de comprendre et d'identifier les raisons pour lesquelles vous ne mangez pas. Vous n'avez pas le temps le midi ? Vous n'avez pas envie de cuisiner ? Vous n'avez pas d'appétit ? Etes-vous stressé(e) ?

Le stress

Une étude de 2013, menée sur des femmes grecques obèses montre qu'une initiation à la relaxation augmente la perte de poids des personnes qui suivent un régime appauvri en calories en les aidant à modérer leur consommation.

La relaxation et la meilleure gestion du stress optimiseraient donc la perte de poids des sujets obèses qui suivent un régime. Stress et alimentation sont donc intimement liés.

En réduisant le stress qui vous pousse à ingurgiter de façon mécanique des aliments, et en grande quantité, cela pourrait contribuer à réduire et à mieux contrôler votre consommation alimentaire.

Alors, respirez et détendez-vous avant de manger !

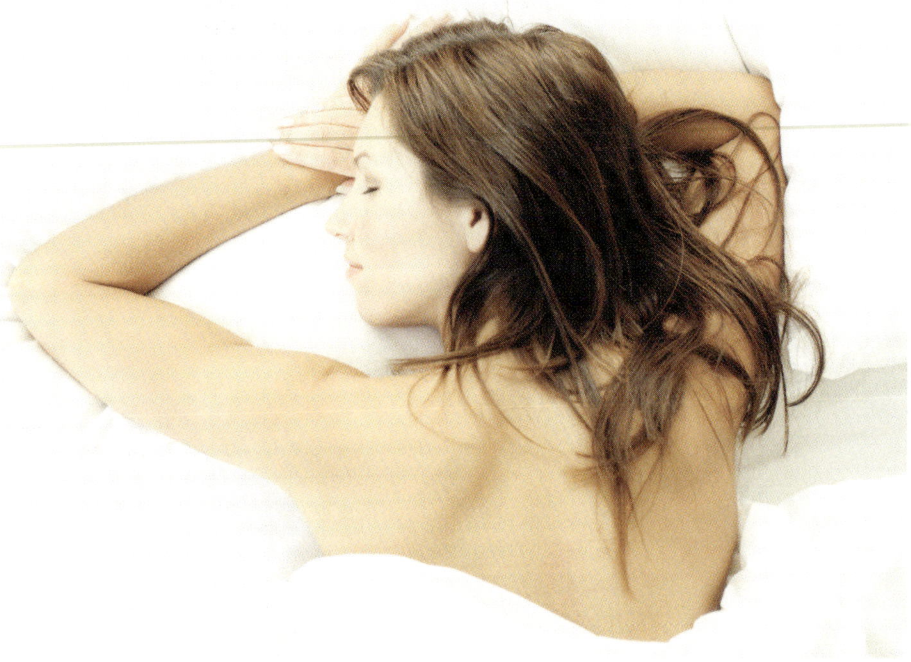

Le sommeil

Le manque de sommeil conduit aussi à augmenter vos apports alimentaires et donc cela fait prendre du poids. Ainsi une nuit de 5,2 heures augmente les apports de 549 calories/jour ! Alors dormez pour vous alléger !

En effet, la réduction du temps de sommeil va mettre en jeu 2 hormones de l'appétit. Le taux de leptine va augmenter tandis que celui de ghréline diminue.

Il y a une variation inverse à celle qui était attendue : la leptine coupant l'appétit !

Que manger pour favoriser le sommeil ?

- Privilégiez des aliments tels que les glucides et protéines consommés ensemble. Ils vont libérer du tryptophane (acide aminé) qui sera transformé en sérotonine (hormone du sommeil) et en mélatonine (hormone du sommeil).
- Aliments riches en tryptophane : graines de courges, produits laitiers, brocolis, carottes, chou-fleur, dinde, figues, noix, œufs, riz complet, arachides, protéines de soja, poisson, légumineuses (lentilles, légumes secs…)…
- Aliments riches en mélatonine : bananes, tomates, gingembre, riz, maïs, avoine, orge, cerises…

- Aliments riches en sérotonine : ananas, avocat, banane (plantain) noix, pamplemousse, aubergine, tomate…
- Oméga-3 : maquereau, thon, sardine, saumon, huile de noix, amandes…

Évitez

- De manger en regardant la télévision ou devant l'ordinateur ;
- Des repas gras, lourds, rapides et des horaires de repas non fixes ;
- De sauter un repas ;
- De vous coucher immédiatement après le repas ;
- Les aliments riches en tyramine (épinards, viandes grasses, charcuterie, volaille avec la peau, bacon, lardons, sauce soja, tofu, vin rouge…)
- Alcool, café, thé, chocolat, tabac.

Idée d'un menu rapide pour bien dormir

- Carottes râpées aux noix (maison ou en sachet)
- Blanc de dinde aux graines de courges (surgelé ou frais)
- Pommes de terre à l'eau (cuisson maison à l'eau ou sous vide déjà cuites)
- Smoothie maison : banane + 1 verre de lait ½ écrémé

Bon appétit et bonne nuit !

Le magnésium

Très important, le magnésium permet l'utilisation des éléments énergétiques au sein des cellules, le renouvèlement des protéines, la transmission de l'influx nerveux et la contraction musculaire. Il est souvent mis en cause quand on est « stressé » ou « fatigué ».

Les apports spontanés sont bien souvent insuffisants pour couvrir les besoins journaliers qui sont de 360 mg pour une femme et 420 mg pour un homme. On trouve le magnésium surtout dans les légumes et fruits secs, les fruits oléagineux (noix, amandes…), le pain complet, les céréales complètes, le chocolat noir et les eaux minérales.

Focus sur quelques aliments :

- Poissons : sardine à l'huile d'olive égouttée : 467 mg, bigorneaux : 310 mg, bulots cuits : 135 mg
- Produits sucrés : poudre de cacao dégraissé non sucrée : 376 mg, chocolat noir 70 % de cacao : 206 mg
- Fruits secs : figues sèches : 52,50 mg, dattes sèches : 47,20 mg
- Fruits oléagineux : noix du Brésil : 366 mg, amandes avec peau : 232 mg, noix de cajou grillée et salée : 247 mg
- Eaux minérales : Hépar®, Vittel®, Contrex®

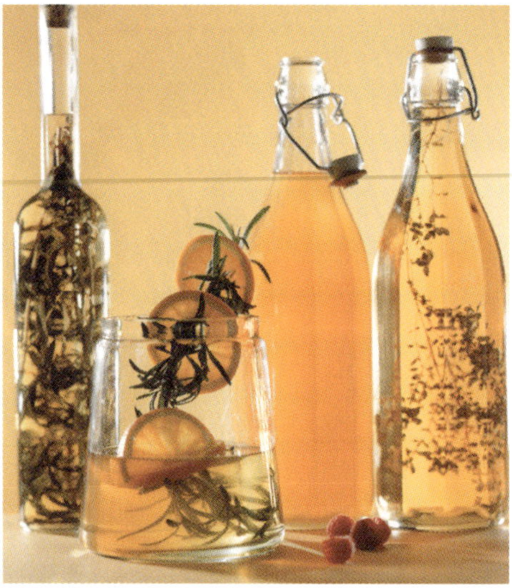

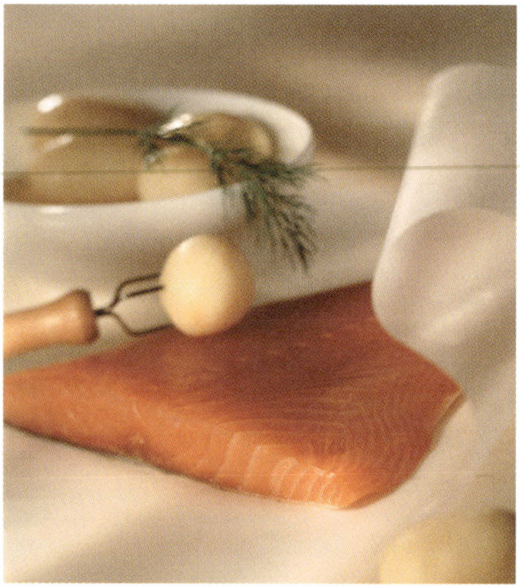

Les oméga-3 et les oméga-6

Les omégas-3 et 6 sont importants pour l'équilibre mais il faut surtout respecter la répartition entre les oméga-3 et oméga-6. Pour couvrir les besoins en oméga-3 et respecter le bon équilibre, l'idéal est de consommer chaque jour, deux cuillères à soupe d'huile de colza ou de noix et une fois par semaine, 150 g de poisson gras (exemples : saumon, sardines...).

Les sources d'aliments avec des teneurs intéressantes en oméga-6
Huile de pépins de raisins : 67,3 g, huile de maïs : 56 g, huiles de tournesol : 53 à 64 g et huiles de soja : 53 g

Les oméga-3 sont utiles pour aider à lutter contre le stress et la dépression.

Où trouver des oméga 3 ?
Notre corps ne sachant pas fabriquer les oméga-3, il faut aller les chercher dans l'alimentation et plus précisément, dans les huiles de soja, de colza, de noix et, pour les dérivés supérieurs, EPA et DHA, dans le poisson.

Teneur en oméga-3 des aliments qui sont les plus riches
- les huiles : huile de colza : 10 g, huile de noix : 12 g
- la graisse d'oie : 1,37 g
- les noix : 7 g
- les poissons « gras » : saumon frais, anchois frais, hareng, maquereau, sardine fraîche : 2 g

Saviez-vous que plus un poisson est gras, meilleur il est pour votre santé ? En effet, les poissons gras à peau bleutée provenant des mers froides, comme le saumon, la truite de mer, le thon, le maquereau, la sardine ou le hareng, apportent 2 à 3 fois plus d'oméga-3 que les poissons maigres.

En moyenne dans ces poissons, il y a (pour 100g de poisson consommé) :
- Maquereau : 1,8 g d'oméga 3
- Sardine, hareng : 1,3 g d'oméga 3
- Saumon : 0,7 g d'oméga 3

Conseils de cuisine
Il ne suffit pas de manger du poisson, encore faut-il savoir le cuire. Privilégiez la cuisson à la vapeur et bannissez les fritures ! Plongé dans un bain d'huile bouillante, le poisson devient une véritable éponge : il se gorge de graisses saturées et ses précieux acides gras résistent mal aux fortes températures.

Manger du poisson ne dispense pas de surveiller sa consommation de graisses saturées comme la charcuterie, le fromage, le beurre qui restent parmi les principaux facteurs alimentaires favorisant les maladies coronariennes.

Je mange

Printemps / Été

Jour	Déjeuner	Dîner
1	Salade de haricots verts Tourteaux Risotto à la milanaise Parmesan, Figues	Tortilla aux champignons Mesclun et tomates cerises Yaourt brassé nature Soupe de fruit de la passion
2	Sardine au citron Purée d'oseille et blé complet Bleu de Gex Brugnon	Velouté de courgettes Jambon blanc Taboulé aux légumes d'été et aux olives noires Petit-suisse nature Cerises
3	Salade de radis Cake emmental courgette tomate cerise Feuille de chêne Pastèque	Salade de concombre Saumon vapeur Gratin de gnocchi à l'emmental Abricot
4	Salade de petits navets crus Poulet rôti Gratin dauphinois Fraises	Carottes râpées aux raisins secs Pavés de saumon aux légumes et pommes de terre vapeur Compote de rhubarbe vanille
5	Ratatouille maison aux œufs miroir Riz pilaf Yaourt brassé Pêche	Salade de tomate Roti de veau Tagliatelles aux poireaux et comté Melon
6	Asperge sauce yaourt Petits farçis nicois à la dinde Polenta Mirabelle	Poireaux vinaigrette Brochet aux amandes Navet et pommes de terre vapeur Sainte-Maure de Touraine Nectarine
7	Salade de pois gourmands lentilles à la truite fumée Brie de Meaux Mûres	Pois chiches au cumin Bouillabaisse de poissons d'été Faisselle nature Framboises

Automne / Hiver

Jour	Déjeuner	Dîner
1	Salade romaine à la betterave Saumon grillé Choux Romanesco et riz complet Fromage blanc nature Pomme	Soupe de poisson Tortis aux champignons des bois Saint-Marcellin Banane
2	Poivrons grillés Tendrons de veau Riz et salsifis Yaourt nature Raisin	Avocats au crabe Risotto au potiron et aux noisettes Bleu d'auvergne Kiwi
3	Carottes râpées Colin sauce citron yaourt à la grecque Riz basmati Petit suisse nature kaki	Salade de chou blanc Boulettes d'agneau Gratin emmental et pommes de terre Pomelo
4	Soupe à l'oseille Tajine de dinde aux pruneaux Boulgour aux épices Salers, Poire	Poireaux vinaigrette Quiche thon épinards et chaource Mâche Pêche de vigne
5	Soupe de poireaux Sardines à l'huile d'olive Gâteau de semoule Figues rôties	Salade d'endives Blanquette de veau Pont l'évêque Ananas
6	Salade de betteraves Côtes d'agneau Purée de pommes de terre et céleri Faisselle nature Quetsche	Salade de pois chiches carotte chèvre frais et œufs durs et mâche Fruit de la passion
7	Omelette aux champignons des bois Gnocchis Yaourt nature Orange sanguine	Pot au feu Brillat-savarin Myrtilles

Je note

Je pense à :

- Noter mes écarts ;

- Varier mon alimentation en essayant de nouveaux légumes, de nouvelles cuissons, de nouvelles recettes, de nouveaux fromages, de nouveaux fruits, de nouveaux légumes, de nouveaux poissons ;

- Respecter les saisons ;

- Manger coloré avec des fruits et des légumes de toutes les couleurs ;

- Ajouter des herbes et des épices pour réduire ma consommation de sel ;

- Planifier à l'avance mes repas ;

- Faire ma liste de course « les basiques de mes placards ».

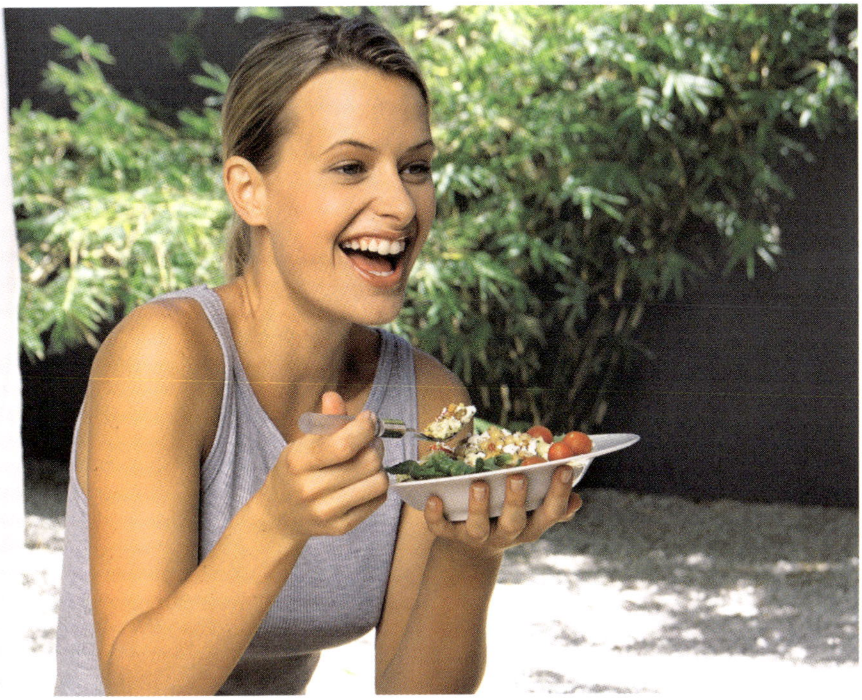

Objectifs à reporter dans votre journal de bord :

1. ....

....

2. ....

....

3. ....

....

Bonus : ....

....

Poursuivre dans le temps

« Mon corps est un jardin, ma volonté est son jardinier. »
William Shakespeare

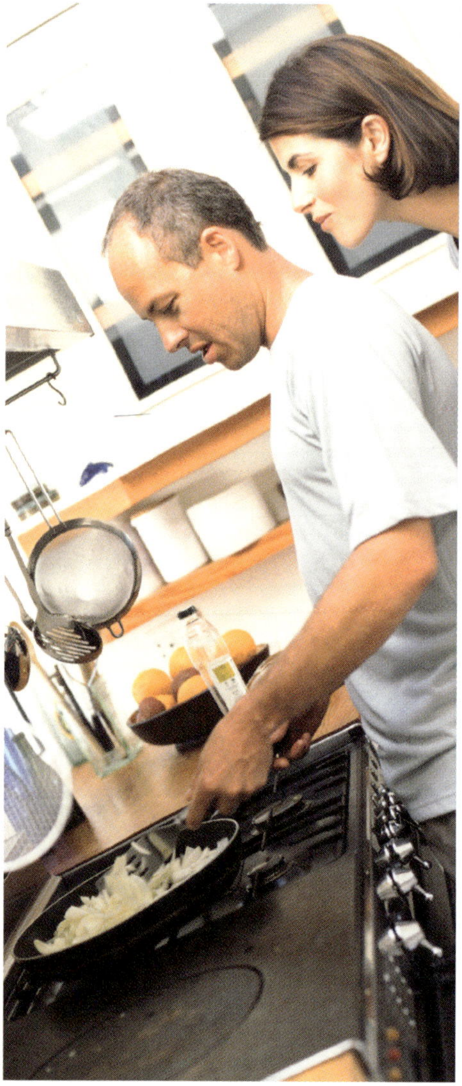

J'apprends

Les cuissons

Votre alimentation équilibrée débute par une sélection judicieuse des aliments qu'il faut associer ensuite entre eux pour composer des repas sains et équilibrés.

Mais il faut également choisir le mode de cuisson afin de ne pas perdre les qualités nutritionnelles des aliments choisis.

En effet, parmi toutes les cuissons, certaines sont préférables pour vous alléger.

Quel est le mode de cuisson idéal ?
La cuisson modifie les aliments, notamment les sucres, les graisses et fait varier les teneurs en vitamines et minéraux, voire génère des substances toxiques.

La cuisson à privilégier est donc douce et pas trop longue . En revanche, la cuisson dépend aussi du type d'aliments à préparer.

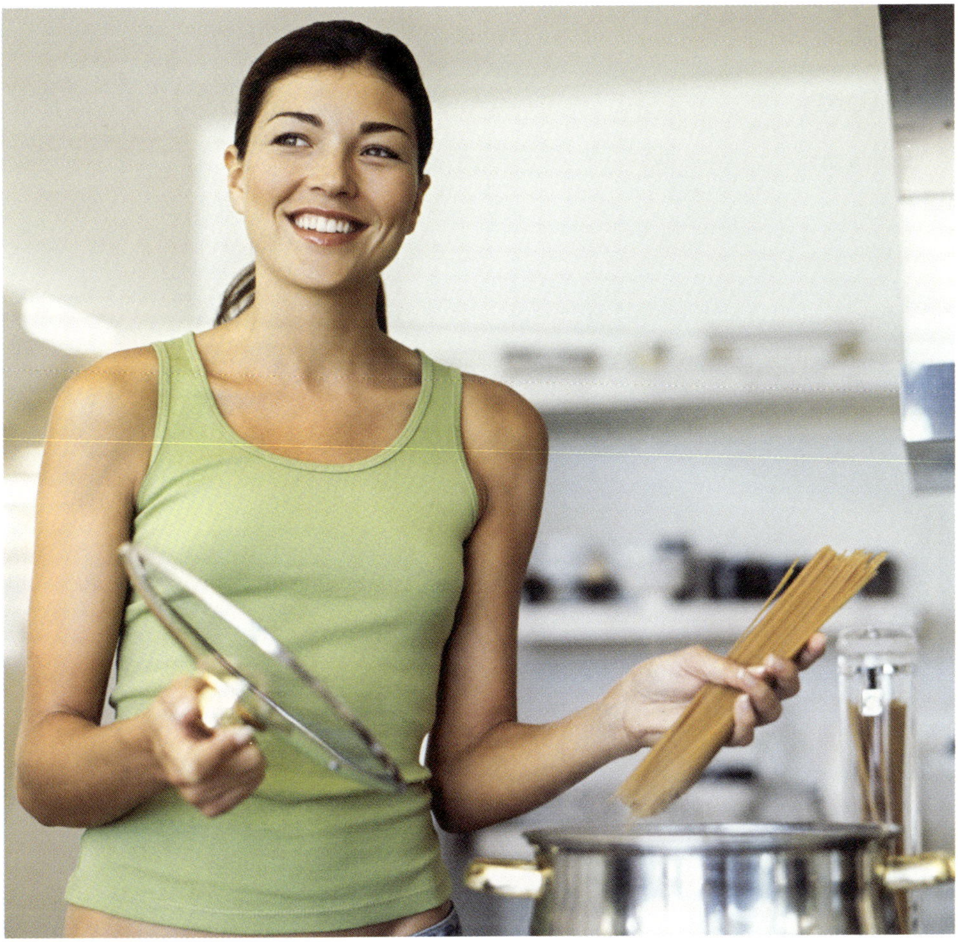

La cuisson à la vapeur ou au four à basse température (120°C) permet de cuire les aliments sans trop les appauvrir de leurs nutriments et sans les rendre toxiques.

Quels sont les modes de cuisson à éviter et limiter pour vous alléger?

- Les cuissons à haute température ;
- Les fritures (l'huile à haute température devient toxique) ;
- Les cuissons qui saisissent dans de l'huile qui crépite ou du beurre bruni (toutes les matières grasses deviennent toxiques à haute température) ;
- Le barbecue auquel il faut préférer la plancha.

Avantages et inconvénients de chaque mode de cuisson

Cuisson	Avantages	Inconvénients
Vapeur	Saveurs, vitamines et minéraux bien préservés	-
Papillote	Saveurs, vitamines et minéraux bien préservés. Les matières grasses et le sel sont facilement et avantageusement remplacés par des épices et des herbes aromatiques.	Prendre du papier de cuisson adapté (sulfurisé plutôt qu'aluminium)
À l'eau	Bonne préservation des saveurs, de l'hydratation et d'une partie des vitamines et des minéraux.	Si le temps de cuisson est élevé : déperdition des vitamines et minéraux. Préférez le « al dente »
Four	Exacerbation du goût. Préservation d'une partie des nutriments si la température n'excède pas 120°C	Perte de nutriments et augmentation de la teneur en sucre des aliments si la température est supérieure à 220°C
Poêle, plancha	Préservation des saveurs et d'une partie des nutriments, temps de cuisson rapide	Les matières grasses ajoutées peuvent devenir toxiques.
Mijotée	Très savoureuse pour les plats de viande, et nécessaire pour certaines recettes	Déperdition des vitamines proportionnelle au temps de cuisson, parfois longue. Les minéraux sont conservés. Augmentation de la teneur en sucre.
Gril	Aucun ajout de matières grasses.	Cuisson agressive avec formation d'hydrocarbures toxiques.
Micro-ondes	Praticité, rapidité pour réchauffer.	Destruction des vitamines et des minéraux. Les récipients en plastique et en métal sont à éviter.
Friture	Unique mode de cuisson pour certaines préparations	Les graisses deviennent toxiques à haute température.

Les matières grasses

Longtemps diabolisées, elles sont aujourd'hui réhabilitées dans l'alimentation équilibrée. Les bonnes graisses sont même plébiscitées. Si leurs intérêts nutritionnels sont différents, les graisses animales ou végétales ont la même valeur énergétique à savoir 90 calories environ pour une cuillère à soupe de 10 g.

Les matières grasses d'origine végétale (huile, margarine) ont en revanche l'avantage de ne pas contenir de cholestérol, contrairement aux graisses d'origine animale comme le beurre.

Attention, les huiles de palme, de coco et de palmiste contiennent des acides gras saturés comme ceux contenus dans le beurre, la crème et certaines margarines. En excès, ces AGS sont préjudiciables pour la santé des artères.

Les huiles végétales sont riches en acides gras poly-insaturés (oméga-3 et oméga-6) que notre corps ne sait pas fabriquer : il faut donc aller les puiser dans l'alimentation.

Il est important de contrôler ses apports (chez soi, lors de repas pris à l'extérieur, dans les recettes) car 1 cuillère à soupe d'huile apporte toujours 90 calories.

Avantages et inconvénients des matières grasses

	Sources	**Combien et rôle**
Acides gras saturés et graisses hydrogénées	Viandes grasses, charcuteries, beurre, fromages, lait entier, crème fraîche, friture Produits industriels du commerce (pâtisseries, viennoiseries, certaines margarines)	À limiter car ils ont un effet néfaste sur le cœur et les vaisseaux
Acides gras monoinsaturés	Olives et huiles d'olive Huile de colza, de noisette.	À consommer avec modération mais à privilégier pour leur effet protecteur sur le cœur et les vaisseaux
Acides gras polyinsaturés (dont les omégas-3 et 6)	Poissons gras (sardine, thon, maquereau, saumon, hareng), huiles de colza, de soja, de noix, de tournesol, de pépins de raisin	À privilégier avec modération. Influence favorable sur le taux de lipides sanguins. Il est conseillé de consommer des poissons gras 1 à 2 fois/semaine. (1 fois par semaine pour les femmes enceintes)

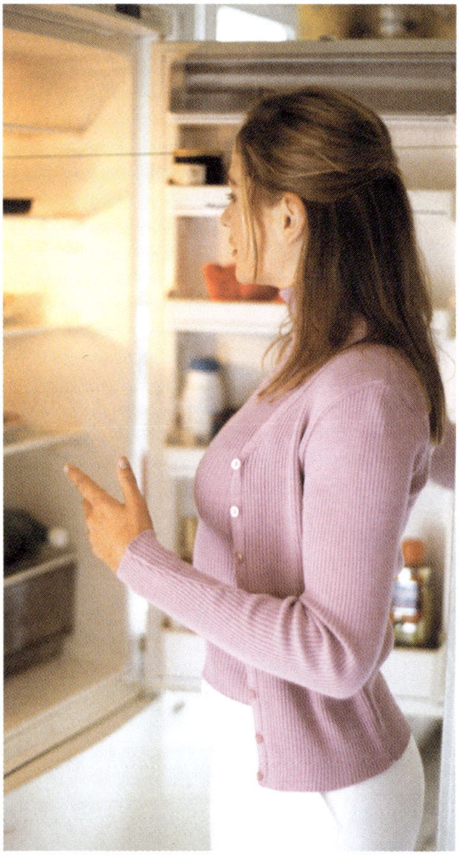

Le réfrigérateur

Le réfrigérateur sert à entreposer les aliments frais pour favoriser leur conservation. Il est important de respecter les différentes zones de températures pour le meilleur stockage des aliments.

Enfin, afin d'éviter le développement de bactéries, il est conseillé de le nettoyer une fois par semaine. Vérifiez également régulièrement sa température pour qu'il puisse conserver les aliments périssables dans les meilleures conditions. Ne laissez pas la porte ouverte longtemps notamment l'été pour éviter que la température intérieure ne se réchauffe trop vite.

Pour éviter les contaminations croisées en cas d'allergie ou pour les femmes enceintes (qui doivent éviter la salmonellose et toxoplasmose), faites attention à ne pas mélanger les denrées « sales » brutes et non lavées (légumes, fruits, fruits de mer, fromages non emballés) à côté des denrées « propres », lavées ou cuisinées. Pensez à filmer vos aliments avant de les ranger au frais.

Dans votre réfrigérateur, vous devez trouver :

- Des produits laitiers nature : lait ½ écrémé, crème fraîche 5 à 15 % MG, fromage blanc 0 à 20 % MG, yaourt de chèvre, de brebis, cottage cheese ;
- 2 fromages différents par semaine ;
- Du beurre ou de la margarine sans acides gras « trans » ni huiles hydrogénées ;
- Des fruits de saison ;
- Des légumes de saison ;
- De la viande maigre ;
- Du poisson frais, des fruits de mer et coquillages ;
- De l'huile de colza, de noix, de lin ;
- Pour vous alléger : oubliez les jus de fruits industriels, les sodas, les desserts sucrés.

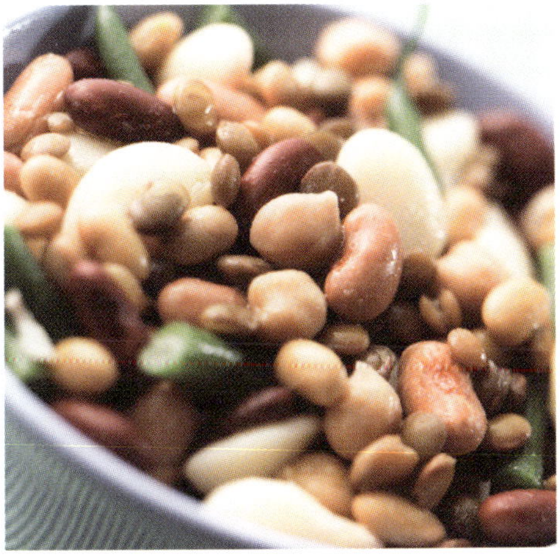

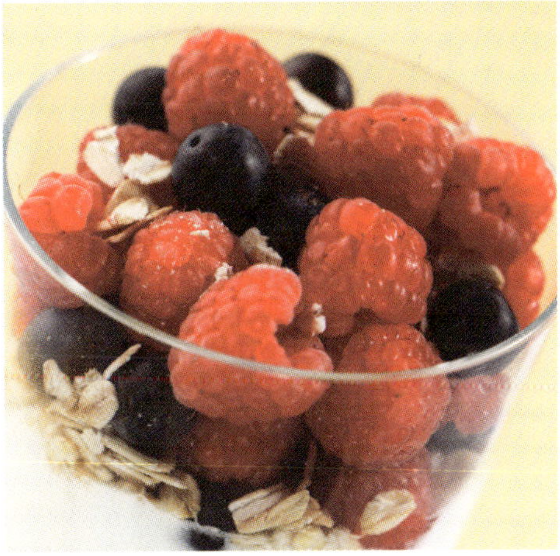

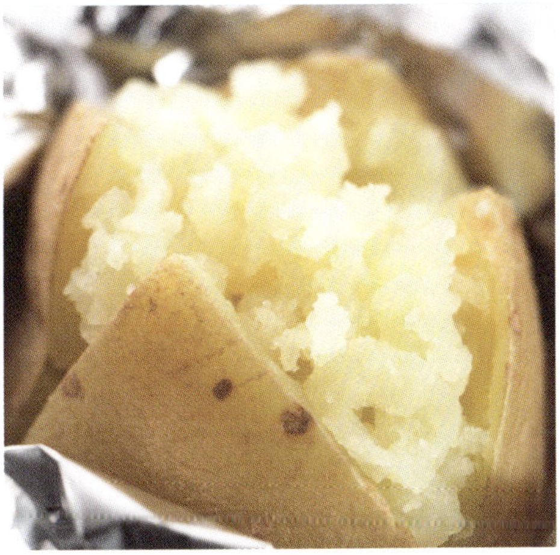

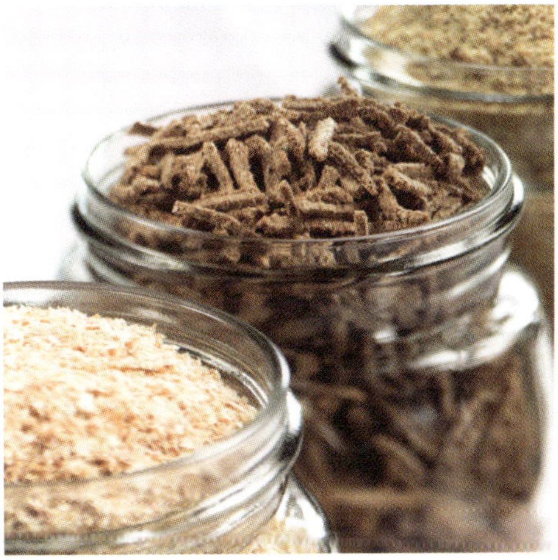

Les fibres

Les fibres se retrouvent principalement dans les fruits, les légumes et les céréales complètes. Leur rôle est important quand l'objectif est de s'alléger. En revanche, augmenter subitement leur quantité ou avoir une mauvaise répartition dans son alimentation peut générer quelques troubles digestifs temporaires.

Saviez-vous que les fibres sont des glucides acaloriques ? Elles jouent un rôle essentiel dans le bon fonctionnement du transit à condition que leur apport soit réparti pour moitié entre les fibres solubles (pectines de fruits, FOS[11], les gommes, les mucilages et les algues) et pour l'autre moitié par des fibres insolubles (cellulose, hémi cellulose, lignine).

11 FOS : fructo-oligosacharrides

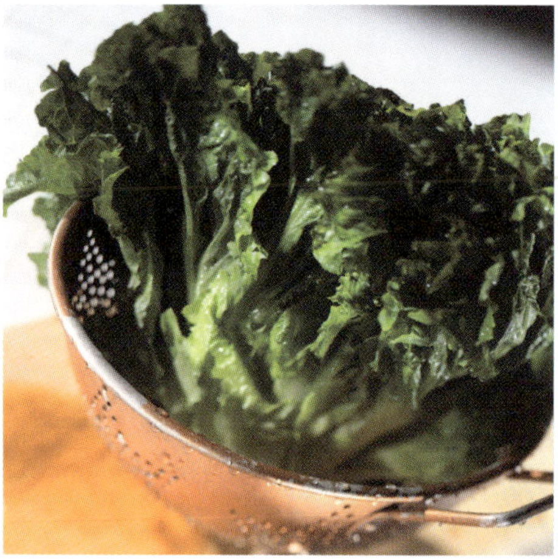

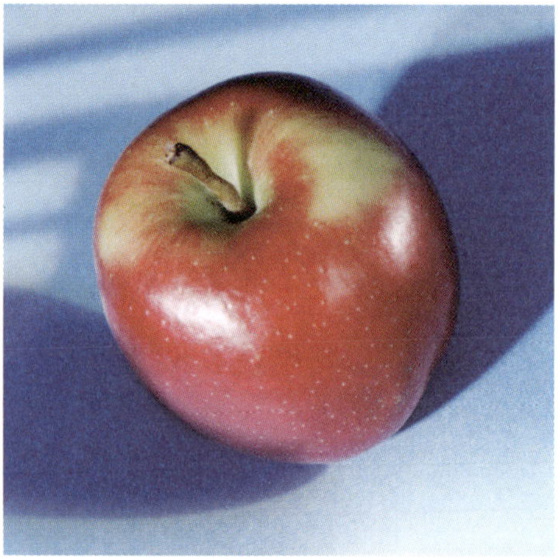

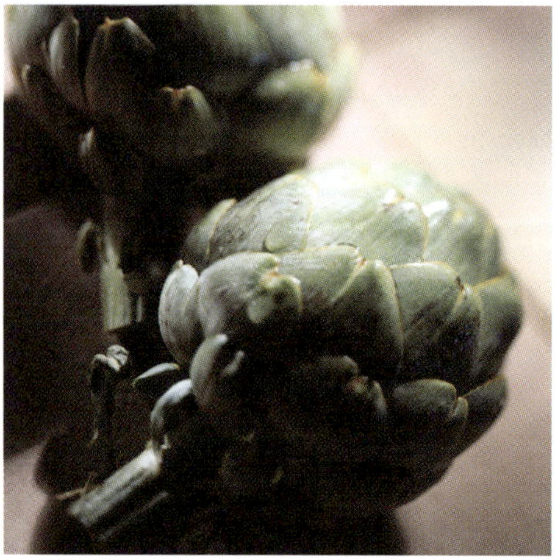

Elles augmentent le volume des selles, diminuent la vitesse d'absorption des graisses et des glucides (et réduisent le besoin en insuline), réduisent la sensation de faim et « fixent » les métaux lourds.

L'apport quotidien en fibres devrait être de 25 à 30 grammes par jour or ce n'est pas toujours couvert.

Où se trouvent les différentes fibres ?

- La cellulose dans la salade, les endives, les aubergines, les asperges…
- La pectine dans les baies et fruits à pépin (pommes, coing) ;
- Les FOS dans l'ail, les artichauts, les oignons, les poireaux, les bananes ; les gommes, les algues, les mucilages sous forme de gomme de guar, gomme arabique, alginate, agar-agar
- La lignine dans les parties dures des plantes.

Carence ou déficit ?

Un déficit est inférieur à une carence. Ils peuvent être dus à un manque d'apport alimentaire et/ou à des pertes importantes. Les raisons sont multiples et souvent poly-factorielles.

Un déficit alimentaire est un manque d'apports suffisants dans un ou plusieurs nutriments sans que les conséquences touchent à la santé de la personne.

Provoqué par de mauvais choix alimentaires ou une déstructuration des repas, ce déficit peut se traduire par un niveau de fatigue plus important, une moins bonne résistance aux agressions extérieures et climatiques, un moins bon fonctionnement général du corps. Un déficit peut être comblé par un meilleur équilibre alimentaire.

La carence (du latin « carere », manquer) désigne en physiologie l'absence ou l'apport insuffisant d'une ou de plusieurs substances nécessaires à la croissance et à l'équilibre. Les carences nutritionnelles sont des déficits en apports de nutriments.

Il convient de distinguer les différentes carences selon le type de nutriments : en eau (déshydratation), en glucides (hypoglycémie), en protéines, en vitamines (exemple : carence en vitamine C = scorbut, carence en vitamine D = rachitisme ...), ou encore en minéraux.

Je mange

Printemps / Été

Jour	Déjeuner	Dîner
1	Salade d'épinards frais Coques à la marinière Pommes de terre à l'anglaise au thym Pont-l'Evêque Fraises	Tomates grillés aux herbes de Provence Œuf à la coque Coquillettes Fromage blanc Raisin Muscat
2	Cœur d'artichaut Veau marengo Clafoutis maison aux cerises	Salade de maïs et tomates anciennes Tarte aux épinards fromage blanc et saumon, Cerises
3	Mesclun Rumsteck grillé Riz basmati et fondue de bettes Saint-Nectaire Salade de melon et framboises	Velouté de pois chiches et courgettes Lieu noir et fèves en papillote Fromage blanc en faisselle Cassis
4	Batavia Poulet aux aubergines Purée de patates douces Abondance Quetsche	Salade de concombre sauce yaourt à la menthe Pâtissons farcis aux riz et oeufs Nectarine
5	Salade de tomates fraîches Steaks hachés de veau Purée à l'oseille Brillat –Savarin Prune rouge	Émincé de fenouil à l'orange Pavé de saumon à l'ail des ours Riz Yaourt nature
6	½ avocat aux crevettes Filet mignon Brocolis et boulghour Pastèque	Salade aux pousses de soja et au maïs Tajine de légumes d'été Bleu des causses Prune reine-claude
7	Tomates crues farcies au thon et riz Choux chinois aux noisettes Laguiole Soupe glacée de brugnon	Soupe de courgette Dorade grise au fenouil et pois chiches au cumin Faisselle Figues fraîches

Automne / Hiver

Jour	Déjeuner	Dîner
1	Salade de betterave Colin en papillote gratin d'épinards aux pommes de terre et gruyère Poire	Soupe aux 3 choux Taliatelles aux trompètes de la mort Sauce au yaourt à la grecque Clémentine
2	Cœurs de palmier Steak haché de veau Risotto aux pleurotes Parmesan Orange	Salade de chou blanc anchois et pomme verte Farfalle aux brocolis et noisettes Fromage blanc nature
3	Tartare de bœuf Quinoa rouge et noir Morbier Kiwi	Carottes râpées et raisins secs Maquereaux à la tomate Riz semi complet Œuf à la neige
4	Salade de haricots azuki et sardine Purée de navet et pommes de terre Saint-nectaire Pomme	Salade avocat et betterave Blanquette de veau Yaourt nature Figues
5	Potage saint germain Omelette au jambon et dés de pommes de terre Salers Ananas	Salade pousses de soja et maïs Bouillabaisse Fromage blanc Mandarine
6	Salade de mâche Entrecôte grillée Brocolis vapeur et blé Mangue	Potage de légumes maison (pomme de terre) Œufs brouillés aux herbes Comté, Kiwi
7	Salade de chou rouge Poulet aux noix de cajou Boulgour Fromage blanc de chèvre Litchi	Salade d'endives aux noix et roquefort Jambon blanc Purée de panais Banane

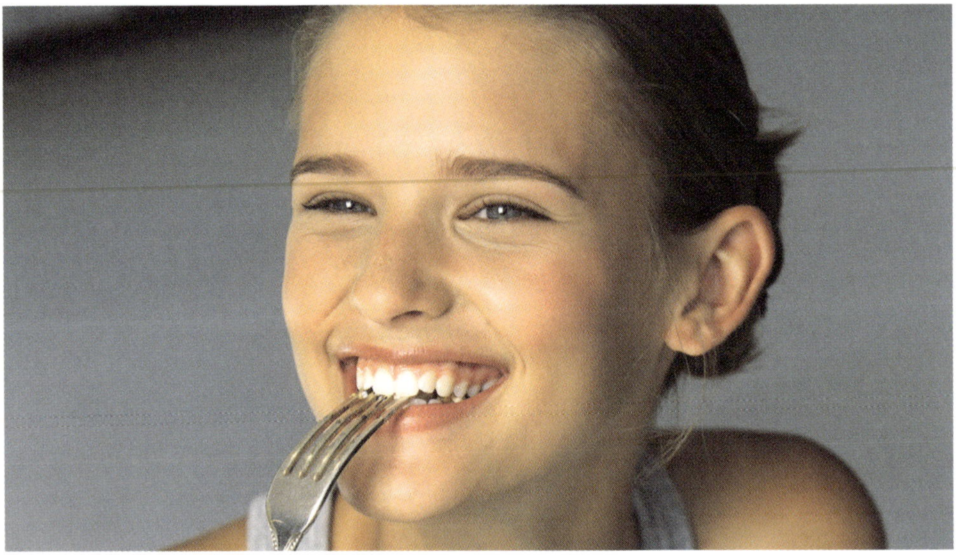

Je note

Je pense à :

- Faire le bilan positif des semaines passées : j'ai réussi à m'alléger la vie, les placards, les repas, le poids, …

- Noter mes kilos perdus ;

- Calculer mon nouvel IMC ;

- Prendre mon nouveau tour de taille ;

- Écrire comment je me sens ;

- Prendre une photo ou essayer mon vêtement « témoin » ;

- Mesurer ma répartition corporelle avec un impédancemètre chez un professionnel de santé.

Pourquoi continuer dans le temps ?

Vos raisons peuvent être différentes selon votre situation de départ et d'arrivée à l'issue de ces semaines. Mais poursuivre vos efforts sera une excellente façon de vous alléger à vie.

- Je n'ai pas atteint encore tous les objectifs,
- Je me sens mieux,
- Je veux continuer,
- Cela me plaît,
- C'est facile à suivre,
- Je n'ai pas eu le temps de tout faire,
- J'ai découvert de nouvelles recettes,
- Je suis motivée pour poursuivre mes efforts...

Objectifs à reporter dans votre journal de bord :

1 ....

....

2 ....

....

3 ....

....

Bonus : ....

Conclusion

Conclusion

J'espère que ce livre vous aura permis et appris comment vous alléger l'esprit, vos placards et votre poids.

Vous devriez avoir atteint votre poids d'équilibre staturo-pondéral et acquis de nouveaux réflexes pour avoir une alimentation variée et équilibrée, seule garant de pouvoir couvrir vos besoins nutritionnels quotidiens et ce, afin d'être en bonne santé.

Le bénéfice supplémentaire est de ressentir un gain de tonus et une moindre fatigue.

Soyez fier de tout ce chemin parcouru. Manger doit rester un plaisir et manger sain peut être savoureux, gourmand et varié !

Je souhaite enfin que non seulement vous gardiez ces nouveaux réflexes alimentaires, mais que vous incorporiez aussi au quotidien la pratique régulière d'une activité physique.

Diététiquement vôtre
Ysabelle Levasseur

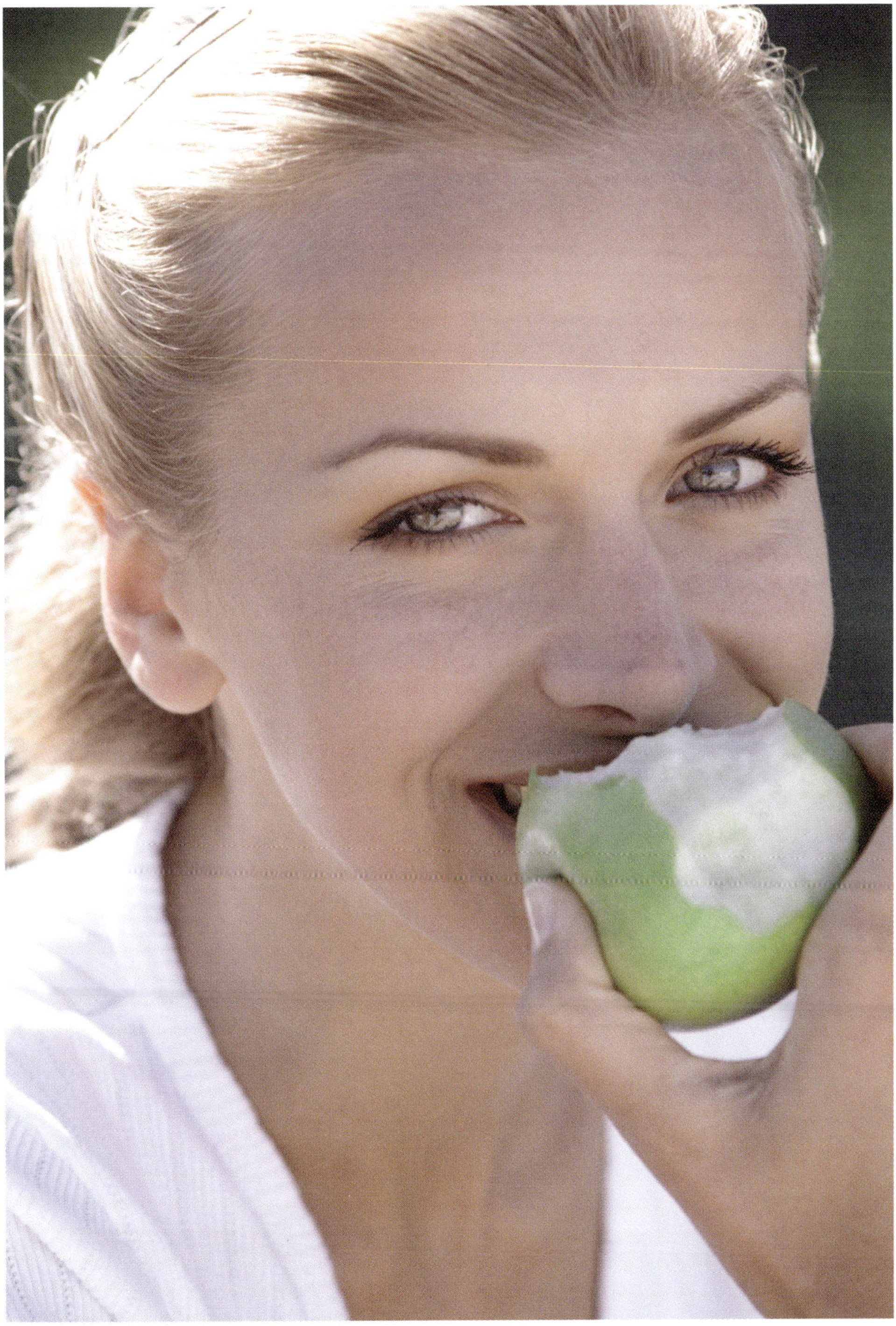

Annexes

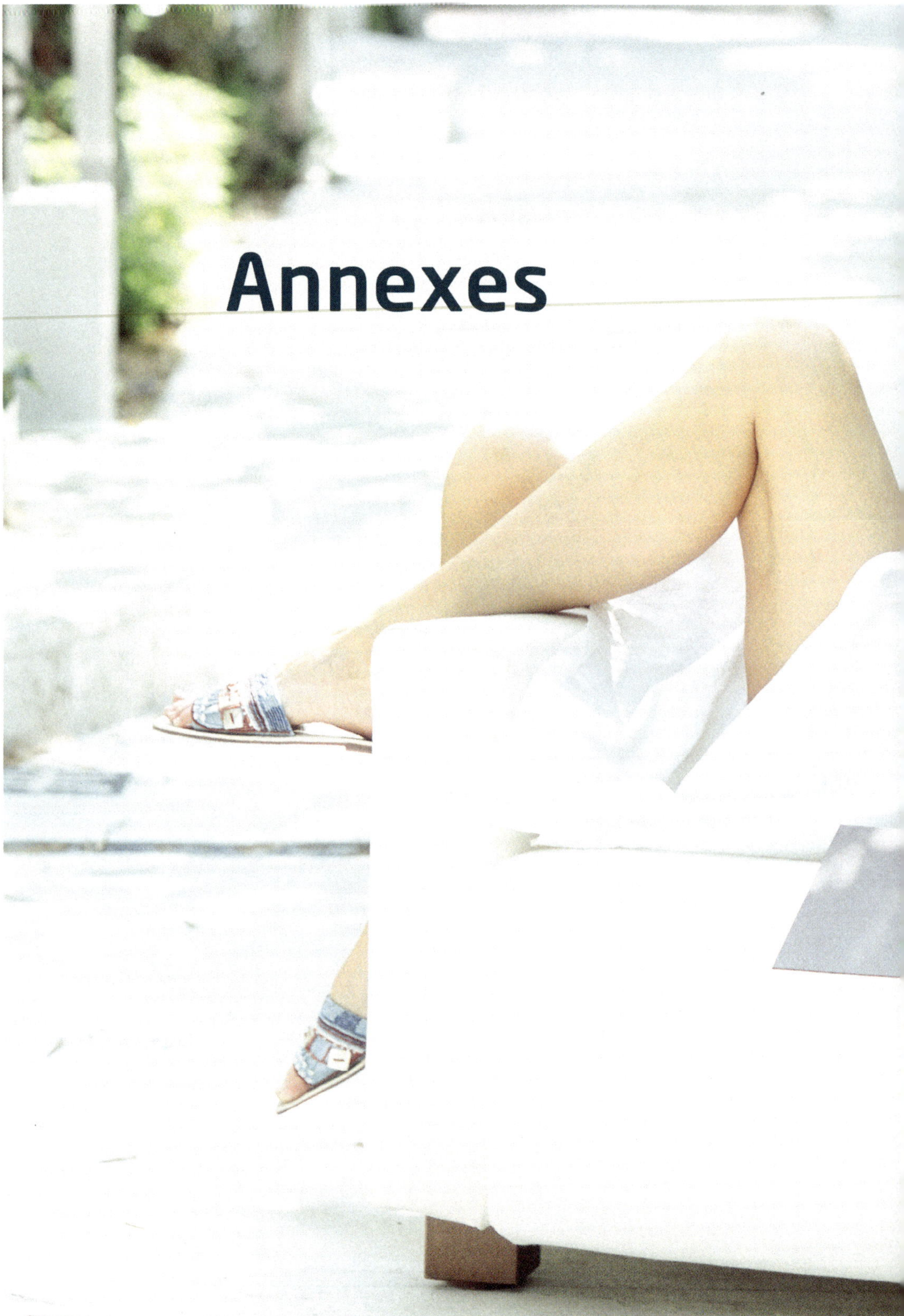

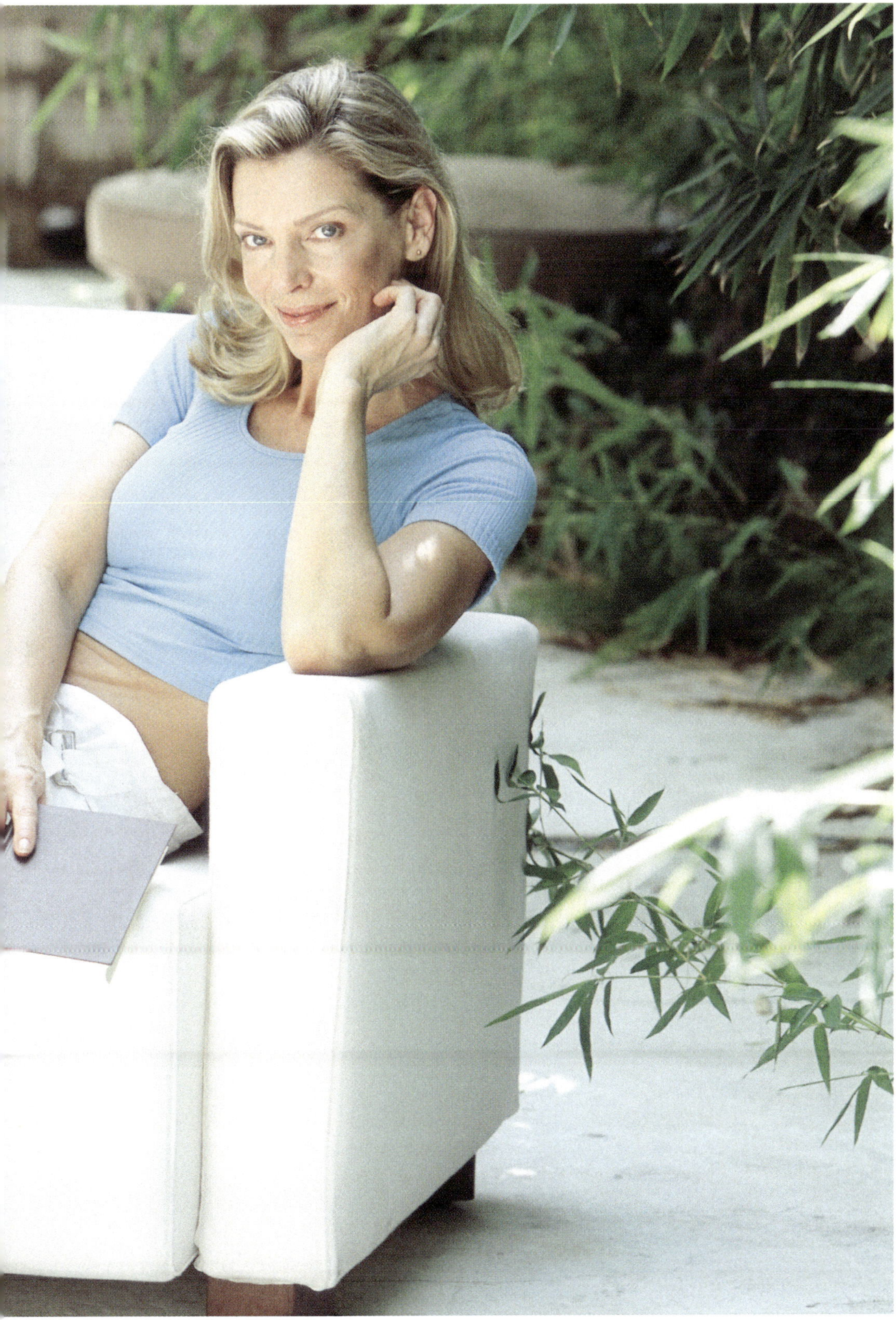

Annexe A1

Mon journal de bord

(à imprimer en plusieurs exemplaires) Date : / /

Situation de départ

Poids (kg) : .... Taille (m) : .... IMC : .... Tour de taille (cm) : ....

Photo réalisée : ❑ oui ❑ non Test du pantalon : ❑ oui ❑ non

Mes objectifs de la semaine *Je bouge, Je mange, Je note*

1 .... 4 ....

2 .... 5 ....

3 .... 6 ....

Repas heure	Grignotage heure	Aliments	Quantités	Circonstances (où, quand, comment, avec qui, en faisant quoi ?)	Faim ennui stress habitude	Ressenti et humeur avant et après
Jour 1						
Jour 2						
Jour 3						

Mes réalisations de la semaine *Je bouge, Je mange, Je note*

1 .... 4 ....

2 .... 5 ....

3 .... 6 ....

Ce que je dois encore travailler la semaine prochaine ....

....

Annexe A2

Tableaux des équivalences nutritionnelles

LAITAGES	½ bol ou 1 verre de lait ½ écrémé = 1 yaourt nature (125g) non sucré = 1 pot individuel (100g) de fromage blanc nature non sucré = 2 petits suisses nature non sucrés = 1 part de fromage à moins de 45% de MG (environ 1/8 de camembert)
VIANDES	1 part de viande maigre = 100 à 120g (veau, volaille, foie, bœuf, filet de porc, ...) = 2 tranches de jambon dégraissé découenné (100g) = 120 à 150g de poisson = 2 œufs
LÉGUMES VERTS	Tous relativement équivalent sauf les petits pois, le maïs, la jardinière de légumes...
FRUITS FRAIS	1 fruit moyen = 1 petite banane = 15 cerises = 1 pêche = 2 clémentines = 1 orange = 3 figues fraîches = 1 pot individuel (100g) de compote sans sucre ajouté = 1 verre de jus de fruits frais maison sans sucre
MATIÈRES GRASSES	10g de matières grasses (90 calories) = 1 cuillère à soupe d'huile = 1 noix de margarine = 1 noix de beurre = 2 cuillères à soupe de crème fraîche à 30% MG
FÉCULENTS	50g de pain de boulangerie = 1/5 de baguette = 4 biscottes = 3 cuillères à soupe de farine = 6 cuillères à soupe de pâtes cuites = 6 cuillères à soupe de riz cuit = 6 cuillères à soupe de haricots blancs cuits = 6 cuillères à soupe de lentilles cuites = 3 pommes de terre de la taille d'un œuf = 6 cuillères à soupe de céréales peu sucrées
BOISSONS	À volonté : eau plate, gazeuse, nature ou aromatisée sans sucre, bouillon et jus de légumes, tisanes sans sucre En quantité modérée : thé, café En quantité contrôlée : alcool (interdit aux femmes enceintes, allaitantes et aux enfants)

Annexe A3

Tableau des fruits par saison

Printemps	Été
Mars Ananas, Banane Citron, Datte Fruit de la passion Kiwi, Mandarine Mangue, Orange sanguine Pamplemousse Papaye Pomme	**Juin** Banane, Cerise Citron, Fraise, Fraise des bois Framboise, Fruit de la passion Groseille, Groseille à maquereau Litchi, Mangue Melon, Nectarine Papaye, Pastèque Pêche
Avril Banane Citron Fruit de la passion Kiwi Litchi Mangue Papaye Pomme Rhubarbe	**Juillet** Abricot, Airelle Banane, Cassis Cerise, Citron Fraise, Fraise des bois Framboise, Fruit de la passion Groseille, Groseille à maquereau Litchi, Mangue, Melon Mûre, Myrtille, Nectarine Papaye, Pastèque, Pêche
Mai Banane Citron Fraise Fraise des bois Fruit de la passion Kiwi Mangue Papaye Rhubarbe	**Aout** Abricot, Airelle Amande, Banane Cassis, Cerise Citron, Datte Figue fraîche, Fraise Fraise des bois Framboise, Fruit de la passion Groseille à maquereau Litchi, Mangue, Marron Melon, Mirabelle, Mûre Myrtille, Nectarine, Noisette Papaye, Pastèque, Pêche Poire, Prune, Quetsche Reine-claude

Automne

Septembre

Amande, Banane
Châtaigne, Citron
Coing, Datte, Figue fraîche
Framboise, Fruit de la passion
Litchi, Mangue, Marron
Melon, Mirabelle, Mûre
Myrtille, Nectarine, Noisette
Noix, Papaye, Pastèque
Pêche, Poire, Prune
Quetsche, Raisin
Reine-claude

Octobre

Banane, Châtaigne, Citron
Coing, Datte, Figue fraîche
Fruit de la passion, Kaki
Litchi, Mandarine, Mangue
Marron, Noisette, Noix
Papaye, Poire, Pomme
Prune, Quetsche, Raisin

Novembre

Ananas, Banane
Châtaigne, Citron
Clémentine, Datte
Fruit de la passion
Grenade, Kaki
Kiwi, Kumquat
Mandarine, Mangue
Marron, Noix
Orange, Papaye
Poire, Pomme

Hiver

Décembre

Ananas, Banane,
Châtaigne, Citron,
Clémentine, Datte,
Fruit de la passion,
Grenade, Kaki, Kiwi,
Kumquat, Litchi, Mandarine,
Mangue, Marron,
Orange, Orange sanguine
Pamplemousse
Papaye, Poire
Pomme

Janvier

Ananas, Banane, Citron
Clémentine, Datte
Fruit de la passion, Grenade,
Kaki, Kiwi, Litchi, Mandarine
Mangue, Orange, Orange sanguine
Pamplemousse, Papaye,
Poire, Pomme

Février

Ananas, Banane
Citron, Clémentine
Datte, Fruit de la passion
Grenade, Kiwi
Litchi, Mandarine
Mangue, Orange
Orange sanguine
Pamplemousse
Papaye
Pomme

Annexe A3

Tableau des légumes par saison

Printemps	Été
Mars Avocat, Carotte Céleri, Chou blanc Chou frisé, Chou rouge Chou-rave, Endive, Oignon Petit oignon blanc Poireau, Salsifis	**Juin** Ail, Artichaut, Asperge blanche, Asperge verte, Aubergine, Bette, Betterave rouge, Brocoli, Chou blanc, Chou frisé, Chou Romanesco, Chou rouge, Chou-chinois, Chou-fleur, Chou-rave, Concombre, Courgette, Epinard, Fenouil, Haricot, Laitue romaine, Navet, Petit oignon blanc, Petit pois, Pois mange-tout, Poivron, Pomme de terre, Radis Radis long, Tomate
Avril Ail, Avocat Asperge blanche Bette, Carotte Chou blanc, Chou rouge Chou-rave, Epinard Laitue romaine, Oignon Petit oignon blanc Radis	**Juillet** Ail, Artichaut, Aubergine, Bette, Betterave rouge, Brocoli, Chou blanc Chou frisé, Chou Romanesco, Chou rouge, Chou-chinois, Chou-fleur, Chou-rave, Concombre, Courgette, Cresson, Epinard, Fenouil, Haricot, Laitue romaine, Maïs, Navet, Pâtisson, Petit oignon blanc, Petit pois, Pois mange-tout, Poivron, Pomme de terre, Potiron, Radis, Radis long, Tomate
Mai Ail, Avocat Asperge blanche Asperge verte, Aubergine Bette, Betterave rouge Chou frisé, Chou-chinois Chou-fleur, Chou-rave Concombre, Epinard Fenouil, Laitue romaine Petit oignon blanc Pomme de terre Radis, Radis long	**Aout** Ail, Artichaut, Aubergine, Bette, Betterave rouge, Brocoli, Carotte Chou blanc, Chou de Bruxelles Chou frisé, Chou Romanesco Chou rouge, Chou-chinois, Chou-fleur Chou-rave, Concombre, Courge, Courgette, Cresson, Epinard, Fenouil, Haricot, Laitue romaine, Maïs, Navet, Oignon, Pâtisson, Petit oignon blanc, Poivron, Pomme de terre, Potiron Radis long, Tomate

Automne

Septembre
Avocat, Artichaut, Aubergine
Bette, Betterave rouge, Brocoli, Carotte,
Céleri branche, Céleri rave, Chou blanc
Chou de Bruxelles, Chou frisé
Chou Romanesco, Chou rouge
Chou-chinois, Chou-fleur, Chou-rave, Citrouille, Concombre, Courge,
Courgette, Cresson, Epinard, Fenouil,
Haricot, Laitue romaine, Maïs, Navet,
Oignon, Panais, Pâtisson,
Petit oignon blanc, Poireau, Poivron,
Pomme de terre, Potiron, Tomate

Octobre
Avocat, Bette, Betterave rouge
Brocoli, Carotte, Céleri, Céleri branche
Céleri rave, Chou blanc,
Chou de Bruxelles, Chou frisé,
Chou rouge, Chou-chinois, Chou-fleur
Chou-rave, Citrouille, Courge
Cresson, Epinard, Fenouil
Laitue romaine, Maïs, Oignon, Panais
Petit oignon blanc, Poireau, Poivron
Pomme de terre, Potimarron, Potiron
Salsifis, Topinambour

Novembre
Avocat, Carotte, Céleri, Céleri branche
Céleri rave, Chou blanc,
Chou de Bruxelles, Chou frisé,
Chou rouge, Chou-chinois, Chou-rave,
Citrouille, Courge, Cresson, Endive,
Epinard, Fenouil, Mâche, Oignon,
Panais, Poireau, Pomme de terre,
Potimarron, Salsifis, Topinambour

Hiver

Décembre
Avocat, Carotte, Céleri,
Céleri branche, Céleri rave,
Chou blanc, Chou de Bruxelles,
Chou frisé, Chou rouge,
Chou-chinois, Citrouille, Courge,
Cresson, Endive, Mâche,
Oignon, Panais, Poireau
Pomme de terre
Salsifis
Topinambour

Janvier
Avocat, Carotte, Céleri,
Céleri branche
Céleri rave, Chou blanc
Chou de Bruxelles, Chou frisé
Chou rouge, Chou-chinois
Citrouille, Cresson
Endive, Mâche
Oignon, Poireau
Pomme de terre
Salsifis
Topinambour

Février
Avocat, Carotte
Céleri, Céleri branche
Céleri rave, Chou blanc
Chou frisé, Chou rouge
Chou-chinois, Citrouille,
Endive, Mâche, Oignon
Poireau, Pomme de terre
Salsifis, Topinambour

Annexe A4

Tableaux des Index Glycémiques

IG élevé

Sirop de maïs	115
Amidons modifiés	100
Sirop de blé, sirop de riz	100
Farine de riz	95
Maltodextrine	95
Pommes de terre frites	95
Pomme de terre en flocons (instantanée)	90
Arro-wroot, herbe aux flèches	85
Céleri rave (cuit)	85
Farine de blé blanche	85
Lait de riz	85
Navet (cuit)	85
Pain très blanc, pain de mie (type Harry's®)	85
Pop corn (sans sucre)	85
Riz soufflé, galettes de riz	85
Pomme de terre en purée	80
Doughnuts	75
Gaufre au sucre	75
Pastèque	75
Riz au lait (sucré)	75
Bagels	70
Banane plantain (cuite)	70
Biscottes	70
Bouillie de farine de maïs	70
Céréales raffinées sucrées	70
Colas, boissons gazeuses, sodas (type Coca-Cola®)	70
Dattes	70
Gnocchi	70
Mil, millet, sorgho	70
Pain azyme (farine blanche)	70
Polenta, semoule de maïs	70
Raviolis (blé tendre)	70
Riz blanc standard	70
Special K®	70
Sucre roux/complet/intégral	70

Bière	110
Glucose	100
Sirop de glucose	100
Fécule de pomme de terre (amidon)	95
Pommes de terre au four	95
Pain blanc sans gluten	90
Riz glutineux, riz agglutinant	90
Carottes (cuites)	85
Corn Flakes, flocons de mais	85
Gâteau de riz	85
Maizena (amidon de maïs)	85
Pain hamburger	85
Panais	85
Riz à cuisson rapide (précuit)	85
Tapioca	85
Courges (diverses)	75
Farine de riz complète	75
Lasagnes (blé tendre)	75
Potiron	75
Amarante soufflée	70
Baguette, pain blanc	70
Barres chocolatées (sucrées)	70
Biscuit	70
Brioche	70
Chips	70
Croissant	70
Farine de maïs	70
Mélasse	70
Nouilles (blé tendre)	70
Pain de riz	70
Pommes de terre bouillies pelées	70
Risotto	70
Rutabaga, chou-navet	70
Sucre blanc (saccharose)	70
Tacos	70
Betterave (cuite)	65
Couscous, semoule	65

Ananas (boîte)	**65**
Confiture standard (sucrée)	**65**
Epeautre (farine raffinée)	**65**
Farine semi complète	**65**
Fruit à pain, arbre à pain	**65**
Igname	**65**
Maïs courant en grains	**65**
Mars®, Sneakers®, Nuts®, etc.	**65**
Nouilles/vermicelle chinois (riz)	**65**
Pain au seigle (30% de seigle)	**65**
Pain complet	**65**
Pomme de terre cuite dans sa peau (eau/vapeur)	**65**
Raisins secs	**65**
Sorbet (sucré)	**65**
Abricot (boîte, au sirop)	**60**
Châtaigne, marron	**60**
Farine complète	**60**
Mayonnaise (industrielle, sucrée)	**60**
Miel	**60**
Ovomaltine	**60**
Pizza	**60**
Poudre chocolatée (sucrée)	**60**
Riz de Camargue	**60**
Riz parfumé (jasmin...)	**60**
Biscuits sablés (farine, beurre, sucre)	**55**
Jus de mangue (sans sucre)	**55**
Ketchup	**55**
Manioc (doux)	**55**
Nèfle	**55**
Papaye (fruit frais)	**55**
Riz rouge	**55**
Spaghetti blancs bien cuits	**55**
Tagliatelles (bien cuites)	**55**
Farine de châtaigne/marron	**65**
Fèves (cuites)	**65**
Gelée de coing (sucrée)	**65**
Jus de canne à sucre séché	**65**
Marmelade (sucrée)	**65**
Muesli (avec sucre, miel…)	**65**
Pain au chocolat	**65**
Pain bis (au levain)	**65**
Pâtes de riz intégral	**65**
Pomme de terre cuite dans sa peau (eau/vapeur)	**65**
Sirop d'érable	**65**
Tamarin (doux)	**65**
Bananes (mûre)	**60**
Crème glacée classique (sucrée)	**60**
Lasagnes (blé dur)	**60**
Melon	**60**
Orge perlé	**60**
Pain au lait	**60**
Porridge, bouillie de flocons d'avoine	**60**
Raviolis (blé dur)	**60**
Riz long	**60**
Sémoule de blé dur	**60**
Boulgour, bulgur (blé, cuit)	**55**
Jus de raisin (sans sucre)	**55**
Manioc (amer)	**55**
Moutarde (avec sucre ajouté)	**55**
Nutella®	**55**
Pêches (boîte, au sirop)	**55**
Sirop de chicorée	**55**
Sushi	**55**

IG moyen

All Bran™	**50**
Biscuits (farine complète, sans sucre)	**50**
Couscous/sémoule complète	**50**
Jus d'airelle / canneberge (sans sucre)	**50**
Kaki	**50**
Litchi (fruit frais)	**50**
Mangue (fruit frais)	**50**
Pain au quinoa (environ 65 % de quinoa)	**50**
Pâtes complètes (blé entier)	**50**
Riz complet brun	**50**
Topinambour, artichaut de Jérusalem	**50**
Airelle rouge, canneberge	**45**
Banane (verte)	**45**
Banane plantain (crue)	**45**
Blé (type Ebly)	**45**
Capellini	**45**
Confiture (marmelade) sans sucre	**45**
Epeautre (farine intégrale)	**45**
Farine de farro (intégrale)	**45**
Jus de pamplemousse (sans sucre)	**45**
Pain de Kamut	**45**
Petits pois (boîte)	**45**
Pumpernickel standard	**45**
Riz basmati complet	**45**
Seigle (intégral; farine ou pain)	**45**
Beurre de cacahuète (sans sucre ajouté)	**40**
Cidre brut	**40**
Farine de quinoa	**40**
Fèves (crues)	**40**
Flocons d\'avoine (non cuite)	**40**
Haricots rouges (boîte)	**40**
Kamut intégral	**40**
Lait de coco	**40**
Pain azyme (farine intégrale)	**40**
Pepino, poire-melon	**40**
Pumpernickel	**40**
Sablé (farine intégrale, sans sucre)	**40**
Sorbet (sans sucre)	**40**
Barre énergétique de céréale (sans sucre)	**50**
Chayotte, christophine (purée de)	**50**
Jus de pomme (sans sucre)	**50**
Jus d'ananas (sans sucre)	**50**
Kiwi	**50**
Macaronis (blé dur)	**50**
Muesli (sans sucre)	**50**
Patates douces	**50**
Riz basmati long	**50**
Surimi	**50**
Wasa léger ™	**50**
Ananas (fruit frais)	**45**
Banane plantain (crue)	**45**
Blé (farine intégrale)	**45**
Boulgour, bulgur complet (blé, cuit)	**45**
Céréales complètes (sans sucre)	**45**
Couscous intégral, semoule integrale	**45**
Epeautre (pain intégral)	**45**
Farine de kamut (intégrale)	**45**
Jus d'orange (sans sucre et pressé)	**45**
Noix de coco	**45**
Pain grillé, farine intégrale sans sucre	**45**
Pilpil (de blé)	**45**
Raisin (fruit frais)	**45**
Sauce tomate, coulis de tomate	**45**
Avoine	**40**
Chicorée (boisson)	**40**
Falafel (fèves)	**40**
Farro	**40**
Figues sèches	**40**
Gelée de coing (sans sucre)	**40**
Jus de carottes (sans sucre)	**40**
Lactose	**40**
Pain 100% intégral au levain pur	**40**
Pâtes intégrales, al dente	**40**
Pruneaux	**40**
Purée de sésame, tahin	**40**
Sarrasin, blé noir (intégral; farine ou pain)	**40**
Spaghetti al dente (cuits 5 minutes)	**40**

IG bas

Cornichon	15
Echalote	15
Epinards	15
Germe de blé	15
Graines germes	15
Haricot coco, haricot mange-tout, coco plat, cocos, pois mange tout	15
Noisettes	15
Noix de cajou	15
Olives	15
Pesto	15
Pignon de pin	15
Pistache	15
Pois mange tout	15
Poudre de caroube	15
Rhubarbe	15
Soja (graines/noix)	15
Tempeh	15
Avocat	10
Épices (poivre, persil, basilic, origan, carvi, cannelle, vanille, etc.)	5
Courgettes	15
Endives, chicorée	15
Fenouil	15
Gingembre	15
Groseille noire, cassis	15
Lupin	15
Noix	15
Oignons	15
Oseille	15
Physalis	15
Piment	15
Poireaux	15
Poivrons	15
Radis	15
Salade (laitue, frisée, mâche, etc.)	15
Son (de blé, d\'avoine...)	15
Tofu (soja)	15
Crustacés (homard, crabe, langouste)	5
Vinaigre	5

Les valeurs et teneurs moyennes sont données pour 100g de produit consommé.

Sources :

HAS santé http://www.has-sante.fr

CIQUAL https://pro.anses.fr/tableciqual

ANSES https://www.anses.fr/fr

INPES http://www.inpes.sante.fr/